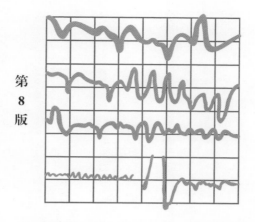

第 8 版

轻松学习心电图

The ECG Made Easy

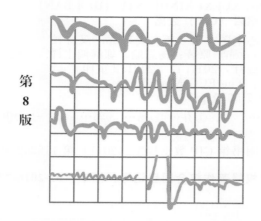

第 8 版

轻松学习心电图
The ECG Made Easy

原著 John R. Hampton

主译 杨志瑜　郭继鸿

译者 （按姓名汉语拼音排序）

郭继鸿　刘　刚　杨志瑜

北京大学医学出版社

QINGSONG XUEXI XINDIANTU （DI 8 BAN）
图书在版编目（CIP）数据

轻松学习心电图：第 8 版/（美）乔·汉普顿
（John R Hampton）原著；杨志瑜，郭继鸿主译. —北京：北京
大学医学出版社，2017. 12（2021. 2 重印）
书名原文：The ECG Made Easy
ISBN 978-7-5659-1615-1

Ⅰ. ①轻… Ⅱ. ①乔… ②杨… ③郭… Ⅲ. ①心电图 Ⅳ.
①R540. 4

中国版本图书馆 CIP 数据核字（2017）第 115242 号

北京市版权局著作权合同登记号：图字：01-2016-7700

ELSEVIER
Elsevier（Singapore）Pte Ltd.
3 Killiney Road, ＃08-01 Winsland House Ⅰ, Singapore 239519
Tel：(65) 6349-0200; Fax; (65) 6733-1817

The ECG Made Easy (eighth edition)
Copyright © 2013 Elsevier Ltd. All rights reserved.
ISBN-13：978-0-7020-4641-4

This translation of The ECG Made Easy (eighth edition) byJohn R. Hampton was undertaken by Peking University Medical Press and is published by arrangement with Elsevier (Singapore) Pte Ltd.
The ECG Made Easy (eighth edition) byJohn R. Hampton由北京大学医学出版社进行翻译，并根据北京大学医学出版社与爱思唯尔（新加坡）私人有限公司的协议约定出版。

轻松学习心电图（第 8 版）（杨志瑜 郭继鸿译）
ISBN：9787565916151
Copyright © 2017by Elsevier (Singapore) Pte Ltd. and Peking University Medical Press.
All rights reserved. No part of this publication may be reproduced or transmitted in any form or by any means, electronic or mechanical, including photocopying, recording, or any information storage and retrieval system, without permission in writing from Elsevier (Singapore) Pte Ltd. Details on how to seek permission, further information about the Elsevier's permissions policies and arrangements with organizations such as the Copyright Clearance Center and the Copyright Licensing Agency, can be found at our website: www. elsevier. com/permissions.
This book and the individual contributions contained in it are protected under copyright by Elsevier (Singapore) Pte Ltd. and Peking University Medical Press (other than as may be noted herein).

注意
本译本由 Elsevier（Singapore）Pte Ltd. 和北京大学医学出版社完成。相关从业及研究人员必须凭借其自身经验和知识对文中描述的信息、方法策略、搭配组合、实验操作进行评估和使用。由于医学科学发展迅速，临床诊断和给药剂量尤其需要经过独立验证。在法律允许的最大范围内，爱思唯尔、译文的原文作者、原文编辑及原文内容提供者均不对译文或因产品责任、疏忽或其他操作造成的人身及/或财产伤害和/或损失承担责任，亦不对由于使用文中提到的方法、产品、说明或思想而导致的人身及/或财产伤害和/或损失承担责任。

Published in China by Peking University Medical Press under special arrangement with Elsevier (Singapore) Pte Ltd. This edition is authorized for sale in the People's Republic of China only, excluding Hong Kong SAR, Macau SAR and Taiwan. Unauthorized export of this edition is a violation of the contract.

轻松学习心电图（第 8 版）

主　　译：杨志瑜　郭继鸿
出版发行：北京大学医学出版社
地　　址：(100083) 北京市海淀区学院路 38 号　北京大学医学部内
电　　话：发行部 010-82802230；图书邮购 010-82802495
网　　址：http://www. pumpress. com. cn
E - mail：booksale@bjmu. edu. cn
印　　刷：北京信彩瑞禾印刷厂
经　　销：新华书店
责任编辑：高　瑾　　责任校对：金彤文　　责任印制：李　啸
开　　本：889 mm×1194 mm　1/32　　印张：6.75　　字数：202 千字
版　　次：2017 年 12 月第 1 版　2021 年 2 月第 3 次印刷
书　　号：ISBN 978-7-5659-1615-1
定　　价：38. 00 元
版权所有，违者必究
（凡属质量问题请与本社发行部联系退换）

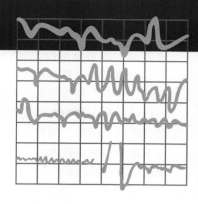

译者前言

在骄阳似火的七月天，整个大地都流淌着焦灼、炙热的气息，催生着人们的狂躁与忧烦，也考验着人们的忍耐和意志。而七月又是夏日的最后旅程，在炎热季节的本真中孕育着生命跃动的内涵，成为秋天丰收的前行。你看，在这煎熬的七月，辛勤者的脚步并未停息，《轻松学习心电图》第8版的中译本在酷热的七月脱颖而出，浸着汗水即将付梓出版。

知情者一定清楚，《轻松学习心电图》一书已连续三版被译成中文发行。首次翻译的是原文第6版，2004年中译本首次于国内面世。9年后，该书梅开二度再现中文版。此后又隔4年，2017年第8版的中译本又闪亮登场。为什么我们对该书如此情有独钟，不辞劳顿地在13年内三顾茅庐。首先这是一部医学经典之作，该书自1973年第1版问世以来，累计发行量已逾50万册，也先后有十余种各国文字的译本，40年来其已成为几代医学生和护士的最爱。二是主编坚守初心40载不变。从第1版起本书就定格为医学生、心电图技师、护士等读者的心电图入门之书，而不是包罗万象的心电图参考书或教科书。尽管第7和第8版全书篇幅均有增加，但作者的初心与主旨却丝毫未变。三是全书文字简明扼要，尽量避免增加读者对学习心电图的畏惧感，先后八版《轻松学习心电图》一直保持着图文并茂的风格，精练的图表和文字将心电图内容大大简化，不让读者受到震慑而畏难或气馁。前两次中文版发行后，受到读者空前的欢迎与青睐，一次次销售告罄，又一次次重新印刷，总销量超过几万册，充分说明本书在中国的读者群广泛而庞大。

此外，对心电图技术的定位，本书作者的观点也高出一筹。

他强调，本书要给读者建立一个理念，即心电图的本质容易理解，心电图只是临床医生获取患者病史和体检的一种自然延伸。因此，心电图检查结果的判读只是临床工作的一部分，是临床疾病诊治过程中的一种辅助性检查，所以，心电图的判读必须紧密结合临床。相反，国内尚有不少人士将心电图技术束之高阁，认为其是一种独立技术，全然可以天马行空地独来独往，这种错误理念也应彻底纠正。

说到本书内容，第 8 版《轻松学习心电图》的内容做了较大调整。前七版的内容分为七章，依次阐述。而第 8 版内容先分成上下两大部分。第 1 部分为心电图基础知识，其用四章的篇幅讲述了心电图记录的基础知识，以及心电图分析、解读和报告要点，第 2 部分为心电图应用，阐述了心电图在正常人群、胸痛、呼吸困难、心悸和晕厥等患者中的应用。作者强调，心电图的图形及其变化具有非特异性特点，必须结合临床才能正确判读，才能减少漏诊和误诊，更好地为患者服务。

本书 13 年中连续三版的中文翻译中，首任主译为李学斌，本书是他译著的处女作，而当今他已是国内驰名的心电图和心电生理的专家与教授了。随后第 7 版的主译易主，由长春白求恩医科大学的郑杨和刘全升帐挂帅，功不可没。而第 8 版的翻译主帅由河北医科大学第一医院的杨志瑜副教授担任。其研究生出身，中英文水平双佳，在临床与心电图领域都有很深的造诣，这些优势使本译本更加妙笔生花，通达易懂，并对原来译本尚存疑问的地方做了果断处理。例如，将原书中心房扑动心电图中标注的 P 波本版改为 F 波等，这更符合国内心电专业术语的应用习惯，使读者更易接受与理解。

还要指出，这套心电图丛书包括姊妹三本。除《轻松学习心电图》外，还有《轻松应用心电图》和《轻松解读心电图》两本。三本书的内容有着互补、互益和相互印证的关系。因而推荐读者可通过三本书的通读，使自己心电图的学识大幅度提高。有鉴于此，本次将这套三姊妹心电图丛书的最新一版做了同步翻译，以飨读者。

在《轻松学习心电图》新版序言结束之际，我想用"养天地正气，法古今完人"的励志之语与各位读者共勉。其为孙中山先生勉励民国时期爱国民众之语，勉励一代志士不仅要自强不息地求学，还要持久以恒地修德、养性、做人。以人为镜，方知荣耻，以友辅仁，才能宽厚为德，荣睿兼取，才能正气满怀地做顶天立地的人，成为真正的猛士和国家的栋梁。

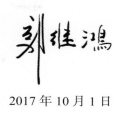

2017 年 10 月 1 日

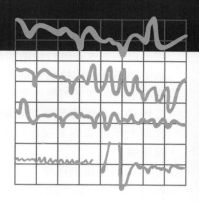

原著前言

　　自 1973 年《轻松学习心电图》（The ECG Made Easy）第 1 版问世以来，其先后七版的发行量已逾 50 万册，并被翻译为德文、法文、西班牙文、意大利文、葡萄牙文、波兰文、捷克文、印度尼西亚文、日文、俄罗斯文、土耳其文和中文。本次新版（第 8 版）与前七版的宗旨相同，即不想把其扩增为一本详尽的心脏电生理教科书，也不想将其扩充为内容精深的心电图解析专著。此外，本书是为医学生、心电图技师、护士和医学辅助人员专门撰写的心电图入门书，也能为那些学生时期学习过、但很多内容现已忘记者提供帮助。

　　需要提醒，心电图初学者切忌不要被那些貌似复杂、深奥的内容所震慑，甚至气馁。众所周知，绝大多数司机并不了解汽车引擎的工作原理，而花园的园丁也无必要成为植物学家。只要不被心电图复杂的外表所迷惑，绝大多数的初学者最后都能学好并用好心电图。本书希望读者能树立这样的理念：心电图的内容容易理解，其仅是已获取患者病史和体检后的一种自然延续的检查。

　　第 1 版《轻松学习心电图》一书（1973 年）曾被英国医学杂志誉为"医学经典著作"，并受到几代医学生和护士的青睐与钟爱，同时本书内容通过多次再版也有很多变化。本书第 8 版与前七版相比，最显著的不同之处则是本版将全书内容分成两大部分。第 1 部分为基础知识：介绍了最简单的各种心电图术语，这部分内容完全可以自学和阅读。其重点放在心电图的基础知识、报告和解读，包括经典的异常心电图分析。第 2 部分为心电图应用：这部分内容现已扩展为四个章节分别阐述。其强调心电图仅仅是医生为患者进行诊断和治疗的一个简单工具，而且必须结合病史和患者的体检结果做出判读。在心电图普遍应用的今天，正常心电图的变异可能经常遇到，这些变异在健康人群、胸痛、呼吸困难、心悸或晕厥患者的心电图中均可能存在。此外，本书比前七版的篇幅要长，但不意味着现今的心电图变得比以前更难理解。

本书还能供医学生备考时应用，考生通过阅读大量心电图图例可以提高临床能力和判读心电图的自信心。此外，另两本相关的心电图姊妹丛书也有助于读者进一步掌握心电图。其中《轻松应用心电图》（The ECG In Practice）主要阐述了患者病史、体征与心电图的关系，还包含许多健康人群和患者人群心电图的变异。而另一本《轻松解读心电图》（150 ECG Problems）详细描述和列举了150个临床真实的心电图，鼓励读者在翻阅正确答案之前，先行自主独立的思考，独立解析和诊断这些心电图，进而再决定患者的有关治疗，这对读者提高临床实战能力颇有助益。

在本前言结束之前，我要诚挚感谢 Alison Gale 先生，他不仅是本书杰出的文字编辑，还是一位临床心电图的解读专家，他为本书第 8 版和前七版的成功出版做出了重要贡献。Helius 等专家的意见对第 8 版的内容安排起到了关键性作用。在此还要感谢 Elsevier 出版社的 Laurence Helen 和 Louisa Talborr 对本书的鼎力支持。

《轻松学习心电图》的书名由已故 Tony Mitchell 教授 30 年前命名，他是诺丁汉大学医学部的教授。从那以后，很多以"轻松学习"冠名的图书如雨后春笋般出版。最后，我还要真诚感谢 Tony Mitchell 教授和多年来帮助此书不断完善的众多朋友、同道，尤其是许多医学生，他们提出的很多建设性意见和十分有益的批注，都使我更加坚信：心电图确实能够轻松学习、理解和掌握！

John R. Hampton

于诺丁汉

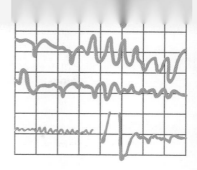

目　录

基础知识
The basics

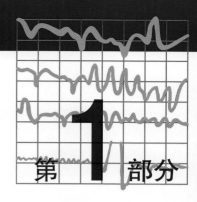

心电图基础知识、报告和解读

在应用心电图为诊断和治疗提供帮助前，必须理解心电图的基础知识。这本书的第 1 部分讲解了为何心脏电活动可以被心电图记录到，同时讲述了 12 导联心电图的意义，将 12 导联从不同方向观测到的电活动制作成图像。

第 1 部分也讲解了如何运用心电图来测量心率，评估心脏不同部位电传导的速度，以及确定心脏节律；并对常见异常心电图图形进行了解读。

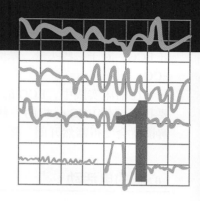

心电图基本知识
What the ECG is about

心电图（electrocardiogram）的缩写为 ECG，在一些国家其缩写为 EKG。应当记住：

- 学习本书后，你应该能够说"ECG 真的很容易理解"。
- ECG 中的大多数异常都事出有因。

心电图的作用

临床诊断主要取决于患者的病史，并在一定程度上依赖于体格检查。ECG 能为诊断提供证据，而对于部分病例的诊治，ECG 可能会起到决定性的作用。然而，重要的是把 ECG 看作一种工具，而不是一个独立的检查。

对于一些心律失常的诊断和治疗，我们离不开 ECG；对于一些胸痛的诊断和急性心肌梗死的早期干预治疗，我们也离不开 ECG；对于一些头晕、晕厥、呼吸困难的诊断，我们仍离不开 ECG。

在临床实践中，ECG 的解读就是对心电图波形的识别。只要我们记住 ECG 分析的一些基本规则和知识，我们对 ECG 的解读就会变得豁然开朗。接下来，我们就开始讨论这些内容。

心脏的电活动

人体各种肌肉的收缩都伴有电位的变化，这种电位变化称为"除极"。除极电活动可被粘贴在体表的电极探测到。由于人体各部位肌肉收缩时产生的电活动都能被体表电极探测到，为使 ECG 能够更清晰地记录心脏的电活动，我们做 ECG 时要让患者全身充分放松，避免骨骼肌收缩引起的干扰。

从人体解剖学角度来看，心脏有四个腔室，但从电活动的角度来看，心脏仅有两个腔室，这是因为两个心房同步除极，两个心室也同步除极。

心脏电活动的路径

正常情况下，心脏每个心动周期的电活动均起源于右心房的一个特殊区域，称为"窦房结"（图 1.1）。除极活动由窦房结发出并向心房扩布直至扩散到整个心房组织。当除极活动扩布到右

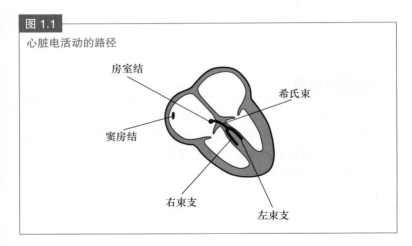

图 1.1

心脏电活动的路径

房室结

希氏束

窦房结

右束支

左束支

心房下部一个称为"房室结"的特殊区域时，除极电活动会有一定的延迟。此后，电活动将沿位于室间隔中的希氏束快速下传，后者在室间隔分为左束支和右束支。左束支进一步分成左前分支和左后分支两个分支。在心室肌中，电活动的传导速度有所减慢，所经过的特殊传导组织称为"浦肯野纤维"。

心脏的节律

正如下文将要讲解的，心脏电活动的激活并非都源自窦房结，有时起源于窦房结以外的其他心脏结构。"节律"一语是指控制心脏电活动的起源点。正常时心脏电活动起源于窦房结，称为"窦性心律"。

心电图的图形

与心室肌肌束相比，心房肌肌束较小，使其相伴的电活动电位也较小。ECG 上，心房肌电激动产生的波形称为"P 波"（图1.2）。心室肌肌束较粗大，所以其除极时会产生一个较大的波形，称为"QRS 波"。其后，心室肌细胞将恢复静息状态（复极），在 ECG 上形成"T 波"。

ECG 中表示各波的字母分别为 P、Q、R、S 和 T，是 ECG 记录早期人为规定的。P、Q、R、S 和 T 都可以单独称为波，其中 Q、R 和 S 波组合在一起构成了 QRS 波，S 波和 T 波之间的部分称为 ST 段。

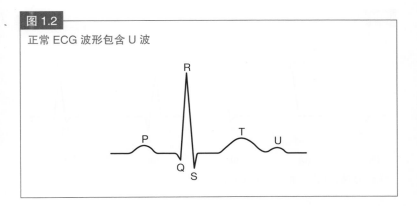

图 1.2

正常 ECG 波形包含 U 波

在 ECG 中，有时 T 波后还存在另一个波形，称为 U 波。U 波的产生机制尚不确定，很有可能代表心室乳头肌的复极过程。如果 U 波出现在一个形态正常的 T 波之后，可认为该 U 波正常；如果 U 波出现在一个低平的 T 波之后，这个 U 波可能属于病理性 U 波（第 4 章）。

QRS 波的构成如图 1.3 所示。当 QRS 波的第一个波向下时称为 Q 波（图 1.3a），向上时称为 R 波，不管其前是否存在 Q 波（图 1.3b、图 1.3c）。紧随 R 波后出现的波称为 S 波，同样不管此前是否存在 Q 波（图 1.3d、图 1.3e）。

心电图的时间和速度

心电图机能将心脏电活动的电位变化记录在走纸速度匀速的心电图纸上。所有心电图机记录的速度都一致，标准化速度为 25 mm/s，其记录纸上都印有标准化的格子。每一个大格有 5 个小格，长 5 mm 代表 0.2 s（200 ms）（图 1.4）；每 5 个大格代表 1 s，每 300 个连续的大格代表 1 min。因此，ECG 记录中，如 QRS 波在每个大格记录到一次时频率为 300 次 / 分。心率可根据表 1.1 中的显示计算出来。

同样，可根据相邻 R 峰之间的距离推算心率，也可根据 P-QRS-T 波的不同部分之间的距离，推算心脏电活动在不同部位传导所需时间。

PR 间期是指从 P 波起点到 QRS 波起点之间的时段，代表心脏激动从窦房结发出，历经心房肌和房室结的扩布传导，

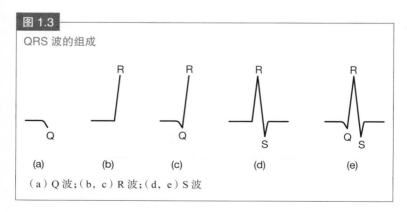

图 1.3

QRS 波的组成

(a)　(b)　(c)　(d)　(e)

（a）Q 波；（b, c）R 波；（d, e）S 波

图 1.4

ECG 中方格与时间的关系。图中显示每一秒有一个 QRS 波，所以该 ECG 的心率为 60 次 / 分

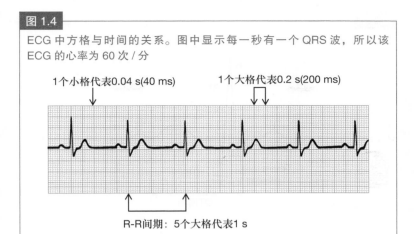

1 个小格代表0.04 s(40 ms)　　1 个大格代表0.2 s(200 ms)

R-R间期：5 个大格代表1 s

表 1.1　R-R 间距与心率之间的关系

R-R 间期（大格）	心率（次 / 分）
1	300
2	150
3	100
4	75
5	60
6	50

再向下经希氏束传导而激动心室所用的时间。逻辑上，它应该称为 PQ 间期，但在应用过程中，人们常称其为 PR 间期（图 1.5）。

PR 间期正常为 120 ～ 200 ms，相当于 3 ～ 5 个小格。该间期的大部分时间由房室结缓慢传导形成（图 1.6）。

如 PR 间期非常短，则除极从十分靠近房室结的部位开始，或心房和心室之间存在异常快速传导的房室旁路。

QRS 波的时限代表心室肌开始扩布至整个心室肌除极结束所用的时间。QRS 波的正常时限小于 120 ms（不到 3 个小格），但异常传导可使 QRS 波的持续时间延长并形成宽大的 QRS 波（图 1.7）。需要注意，QRS 波代表整个心室除极过程，而不是

图 1.5

ECG 的各组成部分

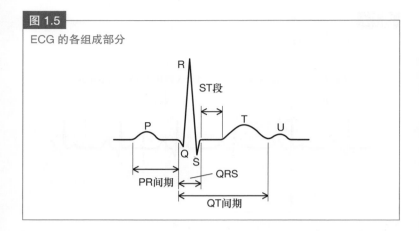

图 1.6

正常 PR 间期与 QRS 波

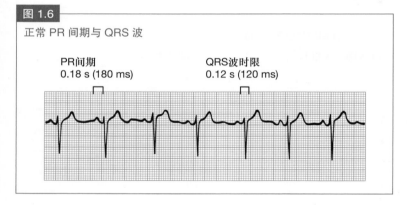

心室收缩过程（心室收缩过程相当于 ECG 中的 QT 间期）。

QT 间期随着心率的变化而变化。QT 间期延长可见于电解质紊乱的患者，一些药物也可导致 QT 间期延长。QT 间期延长（＞450 ms）易导致室性心动过速。

电压的校准

心电图机经适当校准后，通过测量 ECG 的 P 波、QRS 波和 T 波的高度，得到一定的量化信息。心电图机记录时，1 毫伏（mV）电压的标准信号表现为记录笔在垂直方向上移动 1 cm（相当于 ECG 垂直向上 2 个大格）（图 1.8）。每次 ECG 记录都应包括表示标准电压的信号。

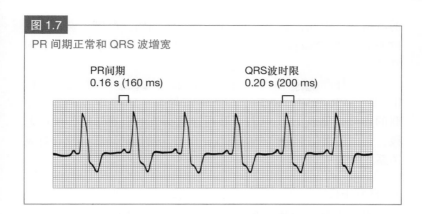

图 1.7

PR 间期正常和 QRS 波增宽

PR间期
0.16 s (160 ms)

QRS波时限
0.20 s (200 ms)

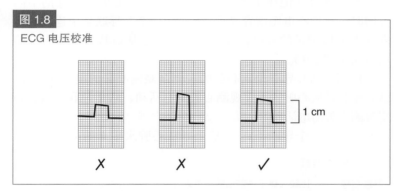

图 1.8

ECG 电压校准

✗　　　✗　　　✓

1 cm

心电图记录

"导联"这个词有时能引起混淆。导联有时是指连接心电图机与患者之间的导线，而更合理的解释为，一个导联就是一帧心脏电活动的图像。

心脏电活动信号可通过粘贴在体表的探查电极收集，再通过导线传输给心电图机。四个肢体各粘贴一个探查电极，而胸前粘贴 6 个探查电极。

心电图机可记录不同部位电活动的电位差，记录电活动图像的称为"心电图导联"。不同导联记录的 ECG 是从人体不同方向"观测"到的心脏电活动。例如，Ⅰ导联记录的是右上肢和左上肢之间的电活动。每个导联是从其各自的角度记录心脏的电活动，因此，各导联 ECG 图形是不同的。严格来说，每种 ECG 图形都应该被称为"某导联心电图"，但"导联"这个词常被省略。

每份标准 ECG 都由 12 个导联记录，其中 6 个肢体导联（Ⅰ、Ⅱ、Ⅲ、aVR、aVL、aVF），6 个胸前导联（$V_1 \sim V_6$）。12 个导联的连接参见表 1.2。与右下肢连接的探查电极通常用作接地电极，其作用类似于电路中的地线，而与其他任何导联都没有对应关系。

12 导联 ECG

当你理解并记住了各个心电图导联探查心脏电活动的不同方向时，解读心电图就容易了。6 个"标准"导联是由连接肢体的探查电极记录的心电活动图像，它们是从冠状面观测心脏的电活动（图 1.9）。

Ⅰ、Ⅱ、aVL 导联是从心脏的左侧面观测心脏的电活动，Ⅲ、aVF 导联是从心脏的下面观测心脏的电活动，aVR 导联是从右心房观测心脏的电活动。

胸前的 6 个导联（$V_1 \sim V_6$）是从心脏水平面的前方和左方

表 1.2 **ECG 导联**

导联名称	比较人体不同部位的电位差
Ⅰ	左上肢与右上肢
Ⅱ	左下肢与右上肢
Ⅲ	左下肢与左上肢
aVR	右上肢与左上肢、左下肢的平均电位
aVL	左上肢与右上肢、左下肢的平均电位
aVF	左下肢与左上肢、右上肢的平均电位
V_1	V_1 与左上肢、右上肢、左下肢的平均电位
V_2	V_2 与左上肢、右上肢、左下肢的平均电位
V_3	V_3 与左上肢、右上肢、左下肢的平均电位
V_4	V_4 与左上肢、右上肢、左下肢的平均电位
V_5	V_5 与左上肢、右上肢、左下肢的平均电位
V_6	V_6 与左上肢、右上肢、左下肢的平均电位

图 1.9

6 个标准肢体导联 ECG 波形

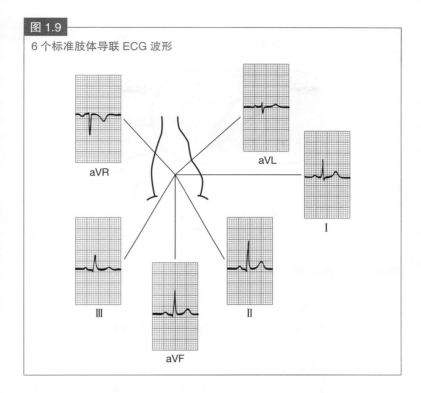

来观测和记录心脏的电活动。V_1 和 V_2 导联面对着右心室，V_3 和 V_4 导联面对的是室间隔和左心室前壁，V_5 和 V_6 导联面对着左心室的前壁和侧壁（图 1.10）。

　　与肢体导联相同，每个胸前导联记录的 ECG 图形都不相同（图 1.11）。对于心脏电活动正常的人体，其胸前导联的 ECG 图形相似，但每一个导联的图形又各有特点。

　　心脏节律通常通过 P 波最清晰的导联识别，常通过 Ⅱ 导联识别。当一个导联单独记录心律时，我们称其为"心律长条图"。但值得注意的是，我们可以从单一导联心电图识别心律，却不能依据单一导联心电图做出诊断。

QRS 波的形态

　　首先，我们要考虑这样一个问题：为什么每个导联的 ECG

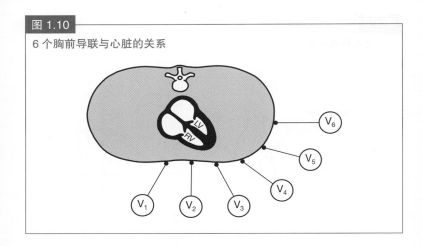

图 1.10

6 个胸前导联与心脏的关系

都有其特征性图形。

肢体导联的 QRS 波

心电图机记录 ECG 时，当除极电活动的方向面向探查电极时，将记录到一个向上的波形；相反，当除极电活动的方向背向探查电极时，将记录到一个向下的波形。

心肌的电除极活动常同时向心脏各方向传导，而 QRS 波的形态代表心室肌除极波传导的平均方向（图 1.12）。

当 QRS 波的主波向上或正向（QRS 波中的 R 波振幅大于 S 波振幅），说明除极波方向面向探查记录电极（图 1.12a）。如果 QRS 波的主波向下或负向（R 波振幅小于 S 波振幅），说明除极波方向背向记录电极（图 1.12 b）。当心室除极波的运动方向与记录电极的方向成直角时，QRS 波中 R 波振幅和 S 波振幅相同（图 1.12 c）。Q 波有其特殊意义，我们将在下文讨论。

心电轴

aVR 导联和 Ⅱ 导联恰好从相反的方向观测心脏的电活动。即从心脏额面观测时，心室的除极方向是从相当于 11 点的位置向 5 点的位置运动。因此，aVR 导联的 QRS 波的主波向下（负向波），而 Ⅱ 导联的 QRS 波的主波则向上（正向波）（图 1.13）。

图 1.11

6 个胸前导联的 ECG 图形

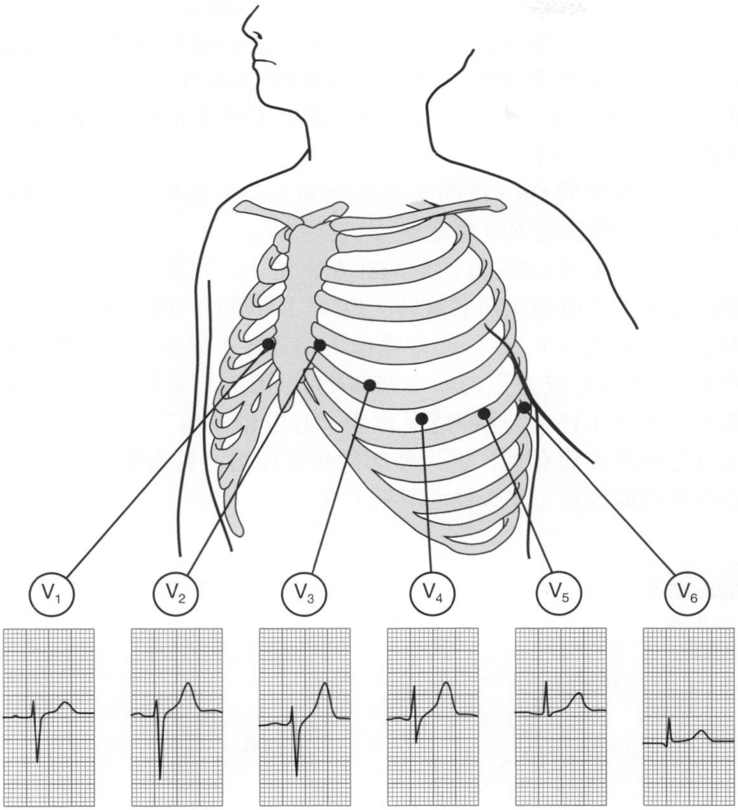

（V₁）（V₂）（V₃）（V₄）（V₅）（V₆）

图 1.12

除极与 QRS 波的形态

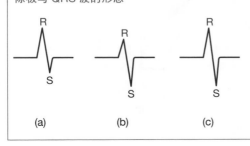

R
S
(a)

R
S
(b)

R
S
(c)

（a）除极方向面向探查电极时，引起一个主波向上的 QRS 波；（b）除极方向背向探查电极时，引起一个主波向下的 QRS 波；（c）除极方向与记录的导联轴垂直时，引起的 R 波振幅与 S 波振幅相同

从额面导联记录的心室除极波的平均方向称为心电轴，用来确定心脏的电轴方向正常与否。通过Ⅰ、Ⅱ、Ⅲ导联的QRS波的形态，确定心电轴方向。

正常心室除极波方向从11点指向5点，除极波传导方向正好面对Ⅰ、Ⅱ和Ⅲ导联，故三个导联的QRS波的主波都向上，Ⅱ导联的QRS波的主波振幅最高，大于Ⅰ或Ⅲ导联的QRS波的主波振幅（图1.14）。

当某导联的QRS波的R波振幅和S波振幅相等时，说明心电轴与该导联轴的方向垂直。

右室肥大对QRS波的影响比左室更大，可使心室平均除极波的方向（心电轴）向右旋转。ECG Ⅰ导联的QRS波的主波变为负向（主波向下），因心室除极活动背向Ⅰ导联；同时Ⅲ导联的QRS波的主波为正向（主波向上），因为心室除极活动面向Ⅲ导联（图1.15）。这种情况称为"心电轴右偏"。心电轴右偏主要与肺部疾病有关，因为肺部疾病常压迫心脏右侧面；此外，心电轴右偏也常与先天性心脏病有关。

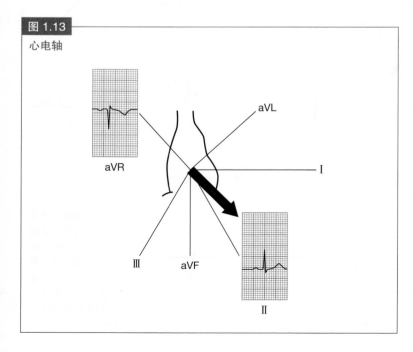

图 1.13

心电轴

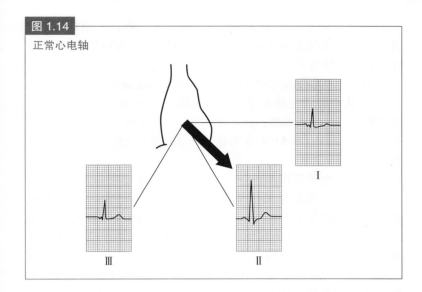

图 1.14

正常心电轴

左室肥大对 QRS 波的影响大于右室，心电轴向左旋转，使 Ⅲ 导联的 QRS 波主波呈负向波（图 1.16）。"心电轴左偏"只有当 Ⅱ 导联的 QRS 波的主波也为负向波时才有意义。尽管心电

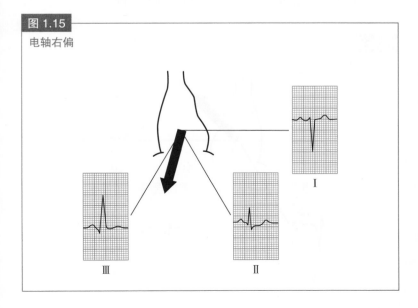

图 1.15

电轴右偏

轴左偏可能是左室扩大导致的，但事实上，这种心电轴左偏通常是扩大的心室造成兴奋传导障碍所致，而不是左室心肌细胞增多所致（第 2 章）。

有时用度数测量心电轴，尽管这在临床上不是特别有用（图 1.17）。从心脏的冠状面来看， I 导联从 0° 来观测心室电活动， II 导联从 + 60° 来观测，aVF 导联从 + 90° 观测， III 导联是从 + 120° 观测。aVL 和 aVR 分别是从 - 30° 和 - 150° 来观测心脏的电活动。

正常心电轴范围为 - 30°~+ 90°。当 II 导联的 S 波振幅大于 R 波振幅，则心电轴与 II 导联的夹角一定 > 90°。也就是说，心电轴的角度介于 - 30°~- 90° 之间（图 1.16 和 1.17），即出现了心电轴左偏。与之相似，如果 I 导联 R 波振幅等于 S 波振幅，则心电轴与 I 导联成直角或位于 + 90°。需要注意，+ 90° 是我们通常理解的正常心电轴右偏的界限。如果 I 导联上 S 波振幅大于 R 波振幅，则心电轴角度 > + 90°，成为心电轴右偏（图 1.15）。

为什么要关注心电轴？

一般而言，心电轴右偏和心电轴左偏本身没有什么意义，且

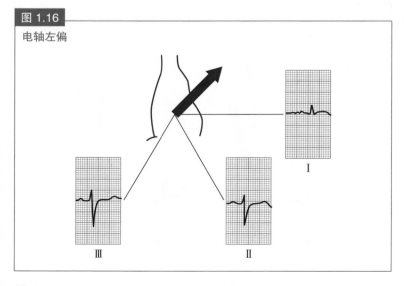

图 1.16

电轴左偏

III

II

I

图 1.17

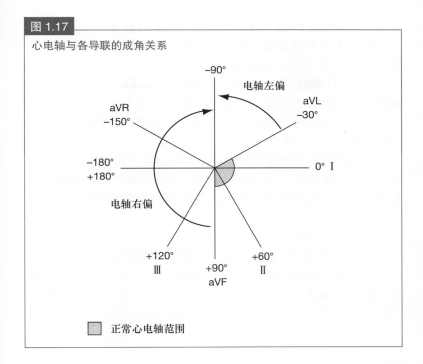

心电轴与各导联的成角关系

正常心电轴范围

轻度右偏可见于体型瘦高的正常人，而轻度左偏可见于矮胖体型的正常人。然而，当存在心电轴偏移时，应注意寻找其他右室和左室肥大的证据（第 4 章）。心电轴右偏提示可能发生了肺栓塞，心电轴左偏提示可能存在室内传导障碍。

胸前导联 QRS 波

胸前导联 QRS 波的形态取决于以下两点：

- 室间隔心肌早于心室游离壁除极，且除极波从左向右跨间隔传导。
- 正常心脏的左心室壁比右心室壁厚，所以左室对 ECG 的影响比右室对 ECG 的影响更显著。

V_1 和 V_2 导联观测右室；V_3 和 V_4 导联观测室间隔；V_5 和 V_6 导联则观测左室（图 1.10）。

在右胸导联（V_1 和 V_2 导联），除极波随室间隔肌的除极形成向上的 r 波（R 波）。而左胸导联（V_5 和 V_6 导联）则相反，先出现一个小的向下的除极波（"间隔"Q波）（图1.18）。

然后，在右胸导联，随着大部分心室肌的除极出现一个向下的 S 波，因为较大的左室除极作用比较小的右室除极作用大，使两者同时除极的平均方向偏离右胸导联。在左胸导联，随着心室肌的除极出现一个向上的 R 波（图1.19）。

当整个心室肌除极结束后，ECG 描记线将返回到基线水平（图1.20）。

胸前导联 QRS 波的形态从 V₁ 导联的主波向下逐渐向 V₆ 导联的主波向上移行（图1.21）。所谓"移行导联"是指 QRS 波的 R 波振幅和 S 波振幅相似的导联，其导联位置面向室间隔。

为什么要关注移行导联

当右室扩大时，右室占据的心前区空间更大，移行导联从正常的 V₃/V₄ 导联将移行到 V₄/V₅ 导联，甚至移行到 V₅/V₆ 导联。从心脏下面观看，可将这种情况视为心脏发生了顺钟向转位。"顺钟向转位"常是慢性肺部疾病患者的 ECG 特征。

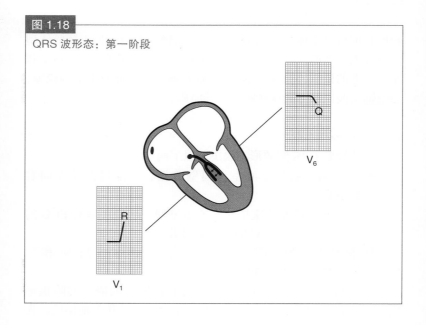

图1.18

QRS 波形态：第一阶段

Q V₆

R V₁

图 1.19

QRS 波形态：第二阶段

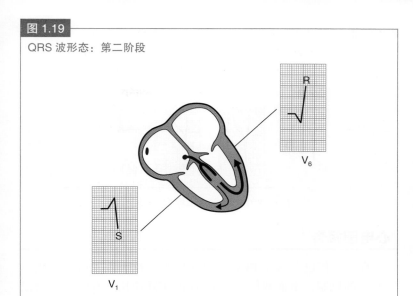

图 1.20

QRS 波形态：第三阶段

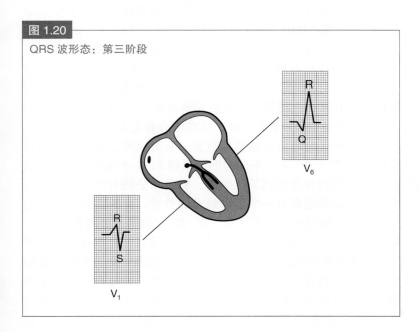

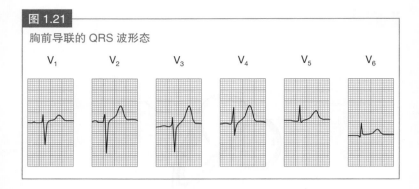

图 1.21

胸前导联的 QRS 波形态

V₁   V₂   V₃   V₄   V₅   V₆

心电图报告

现在我们已掌握了 ECG 的基本图形，也大致了解了这些图形产生的机制，下面我们讨论 ECG 的实际应用。有时心电图记录的是心律长条图，通常为连续记录 Ⅱ 导联心电图，这种心律长条图在帮助分析心律失常 ECG 时发挥着重要作用。图 1.22 记录的是一位健康人体的"理想"标准 12 导联 ECG。

先要确定各个探查电极放置在各自相应的位置上。如果将上肢导联的探查电极放置颠倒，则 12 导联 ECG 看起来会十分奇怪（图 1.23）。当然，你可以分析 ECG 哪里出现了问题，首先应意识到存在连接错误，然后再重新做一份 ECG。

下肢探查电极放置颠倒时，ECG 不会有太大改变。

胸前导联的电极必须精确放置，只有这样，胸前导联的异常图形才能识别出来，不同时间记录的 ECG 才能进行比较。我们可以借助胸骨角找到第二肋间。胸骨角是胸骨柄与胸骨体的交界处，这里通常有一个可以触及的骨脊，此为胸骨体的起始处，相对于胸骨柄的向下成角。第二肋在胸骨角处附着于胸骨，第二肋间隙就在其下面。找到第二肋间隙后，向下逐个触及第三肋间隙和第四肋间隙，V₁ 和 V₂ 导联的探查电极分别放置在第四肋间隙的胸骨右缘和左缘。然后，再将其他电极按照图 1.24 所示的位置放置，V₄ 放置于锁骨中线（即起于锁骨中点的垂直线），V₅ 放置于腋前线（此线起于腋窝前部的皮肤皱褶），V₆ 放置在腋中线。

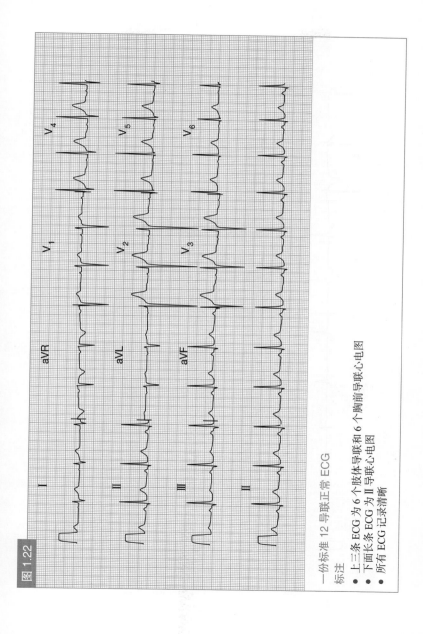

图 1.22

一份标准 12 导联正常 ECG

标注
- 上三条 ECG 为 6 个肢体导联和 6 个胸前导联心电图
- 下面长条 ECG 为 II 导联心电图
- 所有 ECG 记录清晰

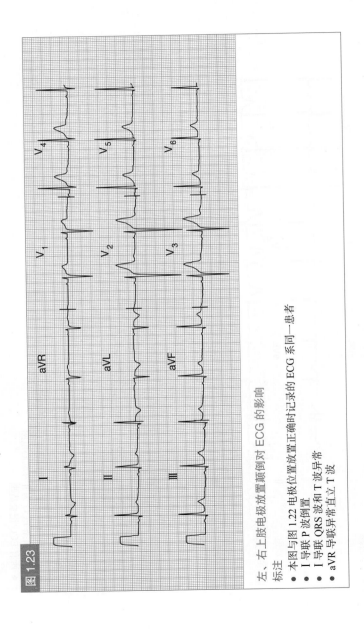

图 1.23 左、右上肢电极放置颠倒对 ECG 的影响

本图与图 1.22 电极位置正确时记录的 ECG 系同一患者

标注

- I 导联与图 1.22 电极位置正确时记录的 ECG 系同一患者
- I 导联 P 波倒置
- I 导联 QRS 波和 T 波异常
- aVR 导联异常直立 T 波

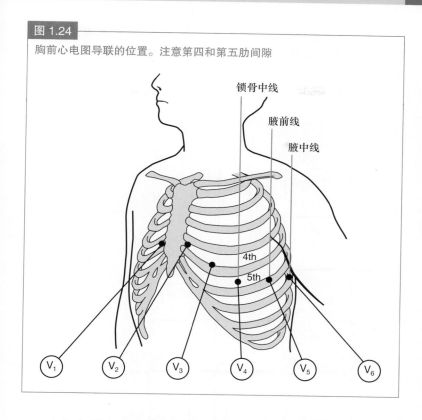

图 1.24

胸前心电图导联的位置。注意第四和第五肋间隙

电极与体表皮肤之间的良好接触至关重要。图 1.25 所示为皮肤接触不良对 ECG 的影响。记录 ECG 时，皮肤必须干净和干燥——任何患者（如皮肤病患者）当使用了润肤膏或其他润肤产品时，都要先用酒精将其擦拭干净。擦净皮肤有时至关重要，对于大多数患者，用一张纸巾擦拭已足够。运动试验时，若患者大量出汗，擦拭垫可以派上用场——这些试验值得花一定时间来确保电极和皮肤之间的良好接触，因为有不少病例在运动试验结束时其 ECG 几乎无法阅读。体表毛发是电信号的不良导体，有碍电极牢固附着于体表。因此，对于这些人，可以剔除体毛，有时患者不喜欢这样，最理想的做法是将体毛分开并将电极牢固固定。剃完体毛后，皮肤需要用酒精或肥皂水清洗干净。

即使最好的心电图机，电干扰也能引起 ECG 记录出现规律性震动，让人感到基线增粗（图1.26）。电干扰的来源通常很难找到，但可以简单排除周围的电子表和床周电子设备造成的干扰。

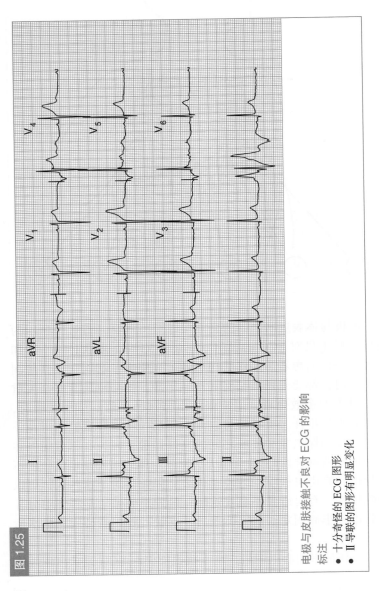

图 1.25

电极与皮肤接触不良对 ECG 的影响

标注
- 十分奇怪的 ECG 图形
- II 导联的图形有明显变化

心电图机通常需要校准，以确保 ECG 每 1 mV 的心电信号对应 1 cm 的振幅。习惯上我们将校准信号放在 ECG 的最前面（也可放在后面）。如果由于某种原因，校准设置是错误的，

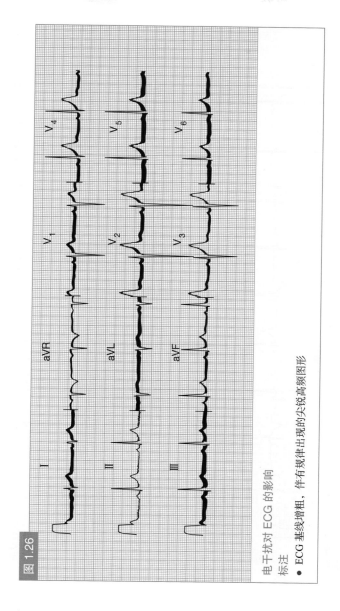

图 1.26

电子扰对 ECG 的影响

标注
● ECG 基线增粗，伴有规律出现的尖锐高频图形

那么QRS波的图形看上去就会很高大或很低矮（图1.27和图1.28）。QRS波图形高大时可能与左室肥大混淆（第4章），QRS波振幅很低时有可能误认为存在诸如心包积液之类的

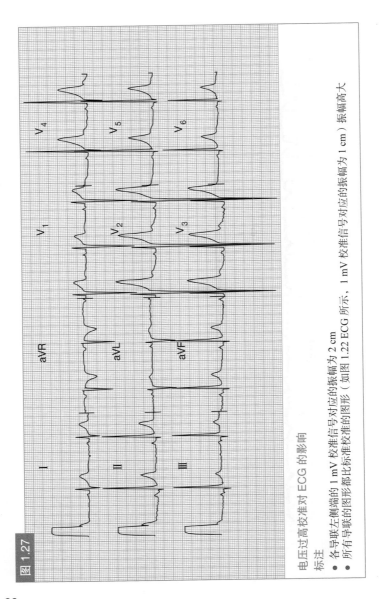

图1.27 电压过高校准对ECG的影响

标注
- 各导联左侧端的1 mV校准信号对应的振幅为2 cm
- 所有导联的图形都比标准校准的图形（如图1.22 ECG所示，1 mV校准信号对应的振幅为1 cm）振幅高大

情况。

　　心电图机设置的走纸速度通常为 25 mm/s，但必要时可将走纸速度调慢（这样可使 QRS 波看起来高尖并聚集在一起）或调

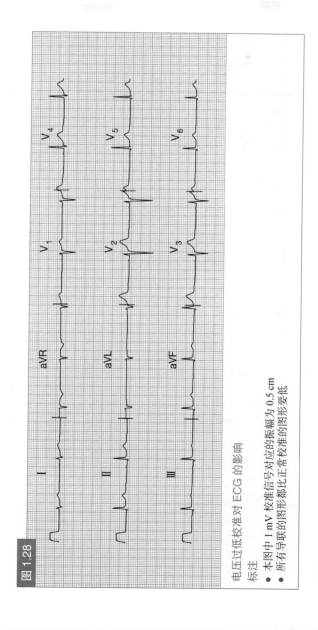

图 1.28　电压过低校准对 ECG 的影响

标注
- 本图中 1 mV 校准信号对应的振幅为 0.5 cm
- 所有导联的图形都比正常校准的图形要低

快至 50 mm/s（图 1.29 和图 1.30）。一些欧洲国家习惯使用快速的走纸速度，这样的 ECG 看起来好像要传到纸外。理论上讲，这样的 ECG 更容易看到 P 波，但事实上，走纸速度加快会使 P

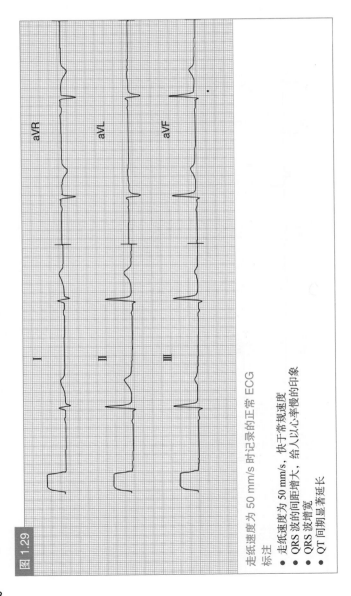

图 1.29

走纸速度为 50 mm/s 时记录的正常 ECG

标注

● 走纸速度为 50 mm/s，快于常规速度
● QRS 波的间距增大，给人以心率慢的印象
● QRS 波增宽
● QT 间期显著延长

...

...

波拉长而显得更低平，反而会使 P 波不明显，因此这种快速走纸方法很少应用。

　　心电图机记录的是心肌产生的电活动图形，但同时也能

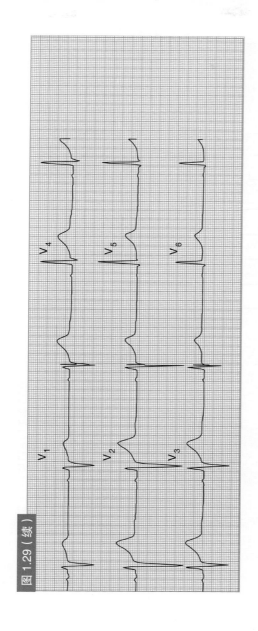

图 1.29（续）

探查到骨骼肌的肌电信号。因此，做 ECG 时，患者保持放松、身体温暖和舒适等都很重要。如果患者移动或颤动，或如帕金森病患者那样不自主肌肉活动，心电图机则会记录到

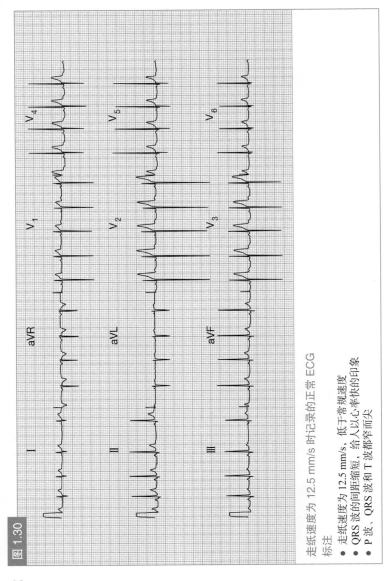

图 1.30

走纸速度为 12.5 mm/s 时记录的正常 ECG

标注
- 走纸速度为 12.5 mm/s，低于常规速度
- QRS 波的间距缩短，给人以心率快的印象
- P 波、QRS 波和 T 波都窄而尖

很多肌电干扰，影响 ECG 质量（图 1.31 和图 1.32）。

所以 ECG 机能为你做很多工作，但应当记住：

- 记录电极要放置在正确的位置。

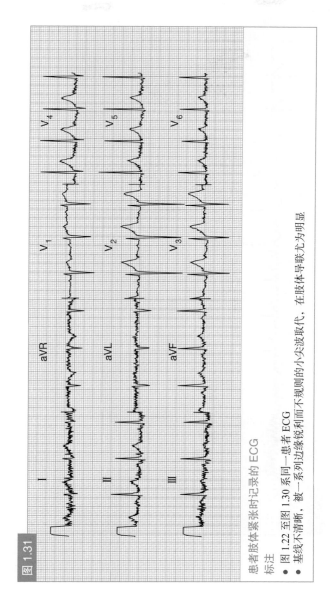

图 1.31 患者肢体紧张时记录的 ECG

标注

- 图 1.22 至图 1.30 系同一患者 ECG
- 基线不清晰，被一系列边缘锐利而不规则的小尖波取代，在肢体导联尤为明显

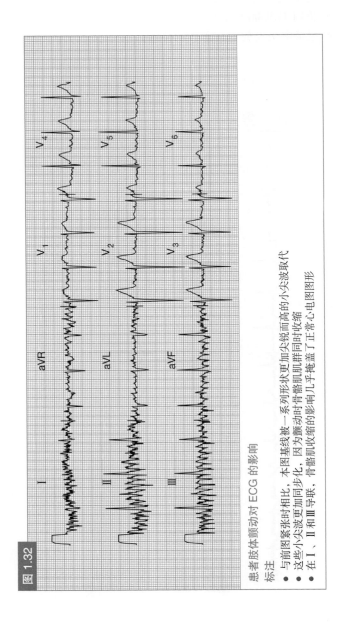

图 1.32

患者肢体颤动对 ECG 的影响

标注
- 与前图紧张时相比，本图基线被一系列形状更加尖锐而尖高的小尖波取代
- 这些小尖波更加同步化，因为颤动时骨骼肌肌群同时收缩
- 在 I、II 和 III 导联，骨骼肌收缩的影响几乎掩盖了正常心电图图形

- 确定电极与皮肤之间良好接触。
- 核对电压标准和走纸速度。
- 使患者处于舒适和放松状态。

然后，按下记录按钮，一份漂亮的 12 导联 ECG 便呈现在我们面前。

心电图怎样报告

许多心电图机已有 ECG 自动报告功能，在这些自动报告中，心率和传导间期能被精确地测量。但对节律以及 QRS 波和 T 波图形的描述值得商榷。因为心电图机常倾向于"过度报告"，去描述一些并不存在的异常状况；所以要更加坚信自己对 ECG 的判断。

现在你已具有足够的 ECG 知识，完全可以判读一份 ECG 报告的主要内容。

ECG 的描述应按照以下顺序进行：

1. 主导心律
2. 各传导间期
3. 心电轴
4. QRS 波的描述
5. ST 段和 T 波的描述

描述和报告一份正常 ECG 也许很枯燥，在临床实践中通常未按所有步骤去完成。但是，每次解读一份 ECG 时，你必须认真思考 ECG 中的所有表现。

ECG 报告的目的是指出这份 ECG 正常还是异常，如果存在异常，则需要判定其发生的病理基础。ECG 报告的一个重要问题是：正常 ECG 中会有很多变异情况。图 1.33 和图 1.34 中 12 导联 ECG 显示的就是正常变异的例子。

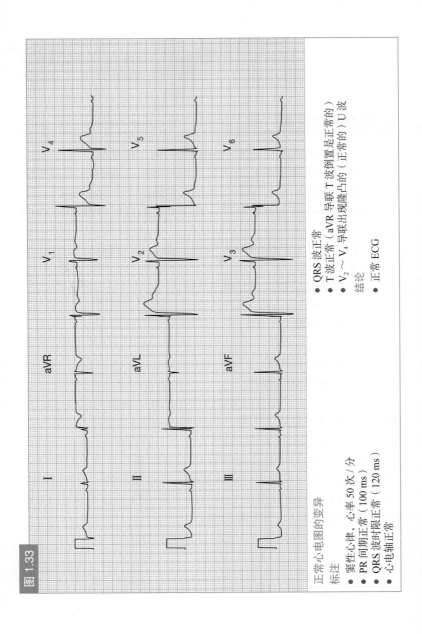

图 1.33

正常心电图的变异

标注
- 窦性心律，心率 50 次 / 分
- PR 间期正常（100 ms）
- QRS 波时限正常（120 ms）
- 心电轴正常

- QRS 波正常
- T 波正常（aVR 导联 T 波倒置是正常的）
- V₂～V₄ 导联出现隆凸的（正常的）U 波

结论
- 正常 ECG

图 1.34

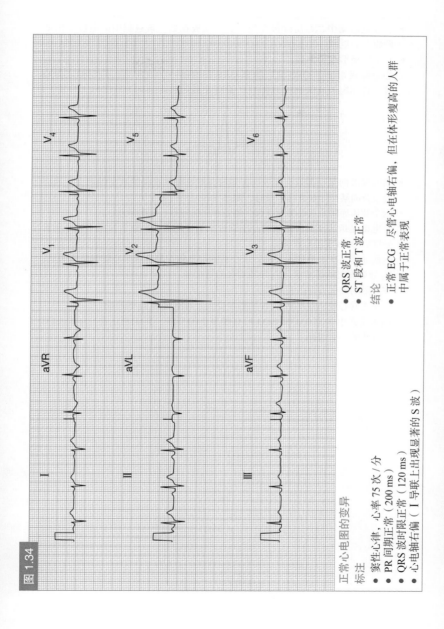

正常心电图的变异

标注

- 窦性心律，心率 75 次 / 分
- PR 间期正常（200 ms）
- QRS 波时限正常（120 ms）
- 心电轴右偏（I 导联上出现显著的 S 波）
- QRS 波正常
- ST 段和 T 波正常

结论

- 正常 ECG　尽管心电轴右偏，但在体形瘦高的人群中属于正常表现

35

牢记

- 心脏电活动中，心房除极在先，心室除极在后，该过程中的电位变化就形成了心电图。
- 心房除极形成了 P 波。
- 心室除极形成了 QRS 波。如果 QRS 波的第一个波向下，我们称之为 Q 波。任何向上的波都称为 R 波，紧随 R 波后出现的向下的波称为 S 波。

- 当除极波向某一探查电极方向扩布时，则该导联记录的波主波向上。当除极波背向某一导联方向扩布时，则该导联记录的波主波向下。
- 六个肢体导联是从心脏冠状面、侧面和底面观察心脏电活动。
- 心电轴是指从额面所记录的心室除极波的平均方向。通常根据 I 、II 和III 导联的 QRS 波进行评估。
- 胸前导联是在心脏的水平面，从心脏的前侧和左侧来观察心脏的除极活动。V_1 导联面对的是右室，V_6 导联面对的是左室。
- 室间隔的除极方向由左到右。
- 对于正常心脏，左室对 ECG 的影响要大于右室对 ECG 的影响。
- 临床实践中，完全正常 ECG 可有很多小的变异，而识别正常变异是 ECG 解读中的一大难题。

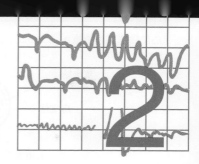

传导和传导障碍
Conduction and its problems

我们已经了解，正常情况下心脏的电活动起源于窦房结，且其产生的电活动通过心房肌的扩布下传至房室结，并继续依次通过希氏束及其分支下传除极心室。前向传导的除极波在心脏的任何部位均可能发生延迟或阻滞。然而，若你头脑中有一幅清晰的心脏电活动传导路线图，则传导问题很容易被识别（图 2.1）。

对于传导障碍，我们通常按照除极波的正常传导顺序分析：窦房结→房室结→希氏束→束支。需要注意，按照此顺序分析的前提是：心脏的电活动起源于窦房结。

心脏的节律最好通过显示 P 波最清楚的导联进行观察，我们通常选用 II 导联或 V_1 导联，但偶尔也有例外。你可以假设本书中所有"心律长条图"都选自 II 导联或 V_1 导联。

窦房结和希氏束传导障碍

PR 间期代表心脏电活动从窦房结传至心室肌的传导扩布时

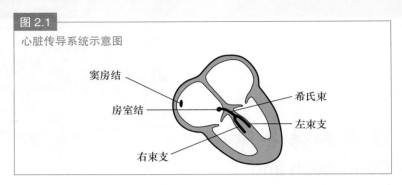

图 2.1

心脏传导系统示意图

- 窦房结
- 房室结
- 右束支
- 希氏束
- 左束支

间（第 1 章），正常时不超过 200 ms。

传导过程中受到干扰而引起的 ECG 改变称为"传导阻滞"。

一度房室传导阻滞

假设每个起源于窦房结的电活动均能下传至心室，但在向心室传导的通路上出现某种延迟，那么 PR 间期将会延长，被称为"一度房室传导阻滞"（图 2.2）。

一度房室传导阻滞本身并不重要，重要的是其可能是某些疾病的一个表现，如冠状动脉疾病、急性风湿性心脏病、地高辛中毒或电解质紊乱等。

二度房室传导阻滞

有时电活动完全不能通过房室结或希氏束下传，当这种情况

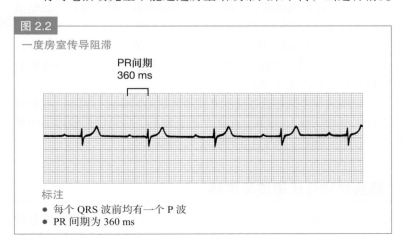

图 2.2

一度房室传导阻滞

PR间期
360 ms

标注
- 每个 QRS 波前均有一个 P 波
- PR 间期为 360 ms

间歇发生时，即可诊断为二度房室传导阻滞。二度房室传导阻滞有三种类型：

1. ECG 的 PR 间期进行性延长直至出现一次心房 P 波不能下传，随后激动又以较短的 PR 间期下传，然后 PR 间期再进行性延长，这种现象循环往复，称为"文氏"现象或"莫氏 I 型"现象（图 2.3）。

2. 大多数心房 P 波以固定的 PR 间期传导，但偶尔有一次心房 P 波后无心室除极的现象，称为"莫氏 II 型"现象（图 2.4）。

3. 心房 P 波下传和不下传交替发生（或一个下传后两个或三个不下传），P 波与 QRS 波呈 2 倍或 3 倍或 4 倍的比例。这被称

图 2.3

二度房室传导阻滞 [文氏（莫氏 I 型）]

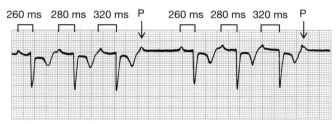

标注

- PR 间期逐渐延长
- 有一个未下传的 P 波
- 脱落后下一个 P 波下传的 PR 间期比脱落前的 PR 间期短
- 图中所示 P 波落于前一个 T 波结束部位引起 T 波形态改变

图 2.4

二度房室传导阻滞（莫氏 II 型）

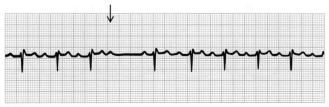

标注

- P 波下传的 PR 间期固定
- 一次 P 波后脱落了一个 QRS 波

为"2∶1"或"3∶1"或"4∶1"传导（图 2.5）。

有一个现象需要特别关注，在某些情况下，P 波可以融合在 T 波中，使 T 波变形（图 2.6）。

发生二度房室传导阻滞的原因与发生一度房室传导阻滞的原因相同。文氏现象通常是良性的，但莫氏 Ⅱ 型传导阻滞和 2∶1、3∶1 或 4∶1 传导阻滞可能预示未来将发生"完全性"或"三度"房室传导阻滞。

三度房室传导阻滞

当心房 P 波均不能下传至心室时即发生了完全性房室传导阻滞（三度房室传导阻滞）（图 2.7）。当发生三度房室传导阻滞

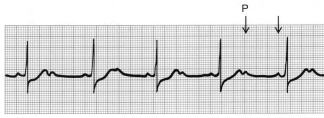

图 2.5

二度房室传导阻滞（2∶1型）

标注
- 2 个 P 波对应 1 个 QRS 波
- 下传心搏的 PR 间期正常、间期固定

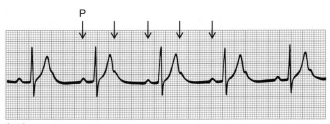

图 2.6

二度房室传导阻滞（2∶1型）

标注
- 通过识别出隐藏在 T 波中的 P 波可知 2 个 P 波下传一个 QRS 波

时，心室的激动则由心室肌起源的较慢的"逸搏机制"控制（第3章）。

由于一份 12 导联 ECG 的每一个导联仅有几个 QRS 波，使完全性房室传导阻滞图形不能明显地显示出来（图 2.8）。所以你必须仔细观察所有导联的 PR 间期是否一致。

完全性房室传导阻滞可以是心肌梗死（通常是急性的）患者的一种表现，也可以是一种慢性疾病，通常因希氏束周围组织的纤维化导致。完全性房室传导阻滞也可以因双束支传导阻滞引起。

右束支和左束支传导障碍——束支传导阻滞

如果窦性激动正常到达室间隔，那么从 P 波起点到 QRS 波起点的间期（PR 间期）则正常。然而，当右束支或左束支存在传导异常（束支传导阻滞）时，则部分心室肌的除极就会延迟。使整个心室肌的除极时间延长，QRS 波增宽。

正常心脏中，从室间隔激动到心室肌完全激动所需时间不超过 120 ms，相当于 ECG 纸的 3 个小格。如果 QRS 波持续时间超过 120 ms，则说明除极波在心室内的传导存在异常。

一个时限增宽的 QRS 波提示束支传导阻滞，但起源于心室肌本身的异位激动也会引起 QRS 波增宽（第 3 章）。需要记住，

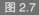

图 2.7

三度房室传导阻滞

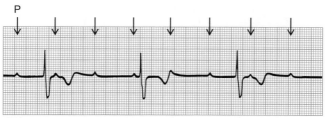

P

标注
- P 波的频率为 90 次 / 分
- P 波和 QRS 波之间没有关系
- QRS 波的频率为 36 次 / 分
- QRS 波形态异常，因为心室除极波起源于心室肌内的异位起搏点

窦性心律伴束支传导阻滞时 P 波正常，PR 间期固定。还应认识到，此时出现的 QRS 波增宽并不是起源于心室的异位节律所致。

双侧束支传导阻滞和希氏束传导阻滞可产生相同的结果，均

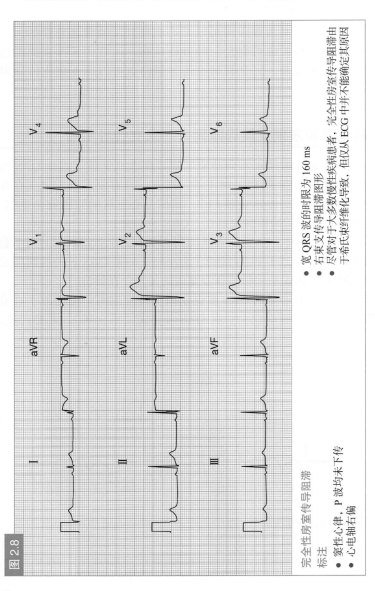

图 2.8

完全性房室传导阻滞

标注

- 窦性心律，P 波均未下传
- 心电轴右偏

- 完全性房室传导阻滞
- 宽 QRS 波的时限为 160 ms
- 右束支传导阻滞图形
- 尽管对于大多数慢性疾病患者，完全性房室传导阻滞由于希氏束纤维化导致，但仅从 ECG 中并不能确定其原因

能引起完全性（三度）房室传导阻滞。

右束支传导阻滞（RBBB）常提示右心存在异常，但伴有正常时限的 RBBB 图形在健康人中也十分常见。

左束支传导阻滞（LBBB）通常提示患者存在器质性心脏疾病，病变常位于左室。

及时识别已存在的束支传导阻滞十分重要，因 LBBB 和 RBBB 都能影响和干扰心电图的进一步解读，并给心电图诊断造成一定的困难。

RBBB 和 LBBB 的 ECG 形成机制可从前面讲述中获得，但需记住（第 1 章）：

- 室间隔的正常除极系从左向右。
- 左室包含的心肌比右室包含的心肌多，因而对 ECG 的影响更大。
- 面向探查电极扩布兴奋在 ECG 上形成一个向上的图形。

右束支传导阻滞

RBBB 时，没有电活动和兴奋沿右束支下传，但室间隔仍然从左向右除极，进而在右胸导联（V₁）形成一个 R 波，在左胸导联（V₆）形成一个小 Q 波（图 2.9）。

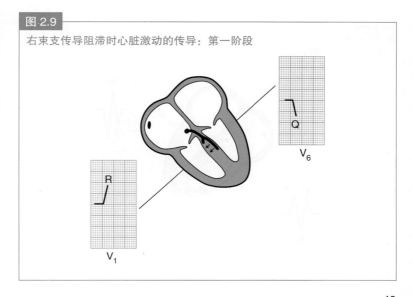

图 2.9

右束支传导阻滞时心脏激动的传导：第一阶段

　　然后兴奋传导至左室，在 V_1 导联形成一个 S 波，在 V_6 导联形成一个 R 波（图 2.10）。

　　RBBB 时由于正常传导路径阻滞，激动传导到右室需要更长时间。因此，右室的除极波落后于左室的除极波。在 V_1 导联会产生第二个 R 波（R′），而在 V_6 导联上会产生一个宽而深的 S 波（图 2.11）。

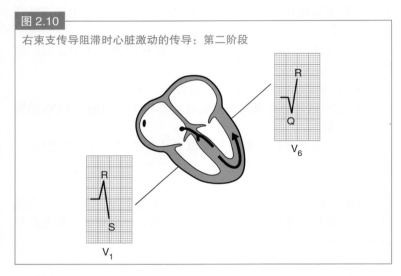

图 2.10

右束支传导阻滞时心脏激动的传导：第二阶段

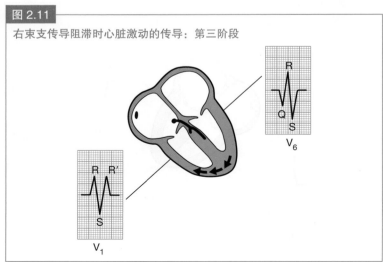

图 2.11

右束支传导阻滞时心脏激动的传导：第三阶段

V_1 导联呈 RSR′ 图形但 QRS 波时限正常（< 120 ms）时诊断为"不完全性右束支传导阻滞"。这种 ECG 图形的改变常不明显，可能属于一种正常变异。

左束支传导阻滞

如果兴奋不能经左束支下传，则室间隔的除极方向变成由右向左，将在 V_1 导联产生一个小 Q 波，而在 V_6 导联产生一个 R 波（图 2.12）。

此外，因右室除极早于左室除极，尽管右室的心肌更薄更少，在 V_1 导联上仍能看到一个 R 波，在 V_6 导联上能看到一个 S 波（图 2.13）。需要记住：任何向上的波，即使振幅很低，也被称为 R 波，而任何 R 波后出现的向下的波，即使振幅很低，也被称为 S 波。

接下来，左室的除极在 V_1 导联产生一个 S 波，而在 V_6 导联产生一个 R 波（图 2.14）。

LBBB 时，在有些侧壁导联（Ⅰ、aVL、V_5 和 V_6）上可出现 T 波倒置。

左束支分支传导障碍

在此要详细了解希氏束分支的解剖结构。右束支没有重要分

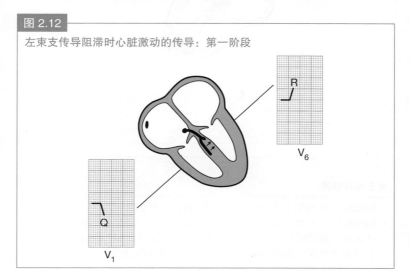

图 2.12

左束支传导阻滞时心脏激动的传导：第一阶段

图 2.13

左束支传导阻滞时心脏激动的传导：第二阶段

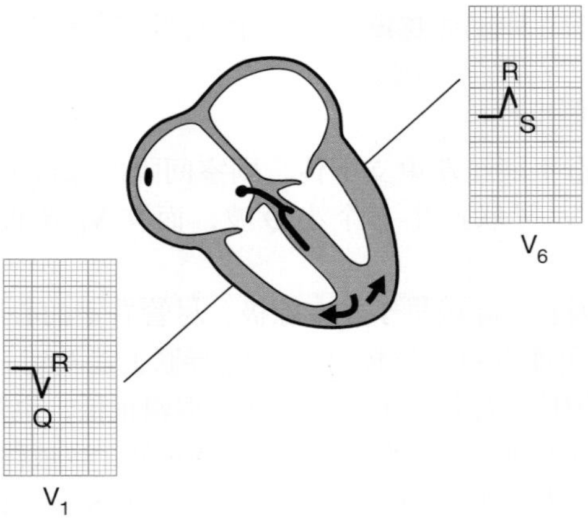

V_6

V_1

图 2.14

左束支传导阻滞时心脏激动的传导：第三阶段

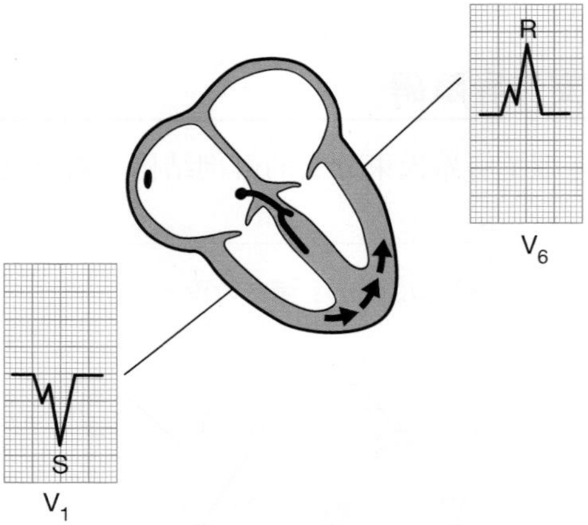

V_6

V_1

牢记

束支传导阻滞

- RBBB 在 V_1 导联上看得最清楚，可以看到一个 RSR′图形（图 2.15）。
- LBBB 在 V_6 导联上看得最清楚，可以看到一个顶部有一个顿挫的宽大的 QRS 波，其图形看起来像字母"M"，因此被称为"M"形波（图 2.16）。V_1 导联上出现与其对应的"W"形波，但这种 ECG 图形并不能经常见到。

支，而左束支有左前分支和左后分支两个分支。因此，除极沿这三条路径传导至心室（图2.17）。

心电轴（第1章）由心室肌各个方向除极向量的平均向量决定。由于左室心肌数量比右室心肌数量多，左室对心电轴的形成

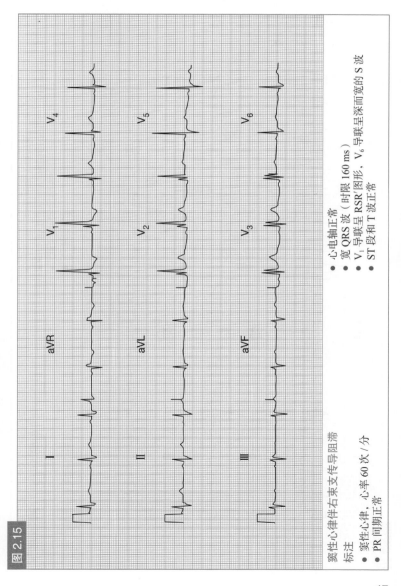

图2.15 窦性心律伴右束支传导阻滞

标注

窦性心律，心率60次/分
• PR间期正常
• 心电轴正常
• 宽QRS波（时限160 ms）
• V₁导联呈RSR'图形，V₆导联呈深而宽的S波
• ST段和T波正常

影响更大（图 2.18）。

如果存在左前分支阻滞时，左室除极必须通过左后分支传导，就会导致心电轴向上偏移（图 2.19）。

因此，心电轴左偏是由于左前分支传导阻滞所致（图 2.20）。

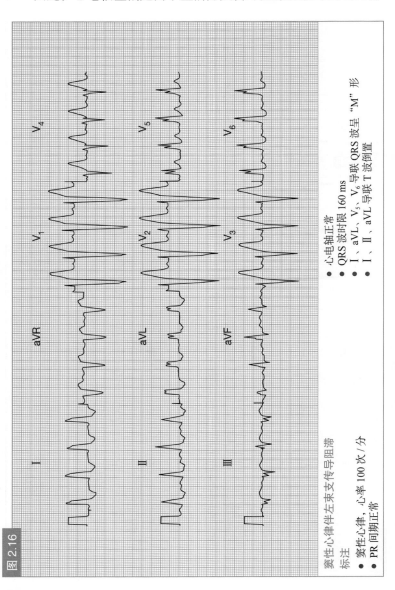

图 2.16

窦性心律伴左束支传导阻滞

标注

- 窦性心律，心率 100 次 / 分
- PR 间期正常
- 心电轴正常
- QRS 波时限 160 ms
- I、aVL、V₅、V₆ 导联 QRS 波呈 "M" 形
- I、II、aVL 导联 T 波倒置

图 2.17

除极波的三条传导路径

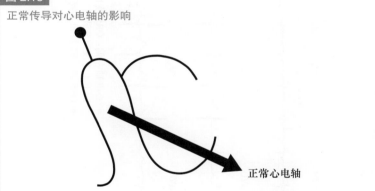

图 2.18

正常传导对心电轴的影响

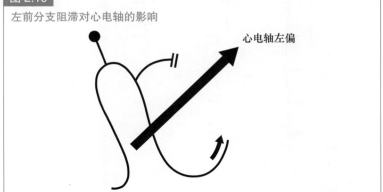

　　单纯的左后分支阻滞并不常见，如果发生，ECG 将显示心电轴右偏。

　　当右束支传导阻滞时，因含有大量心肌的左室除极是正常的，心电轴通常仍然是正常的（图 2.21）。

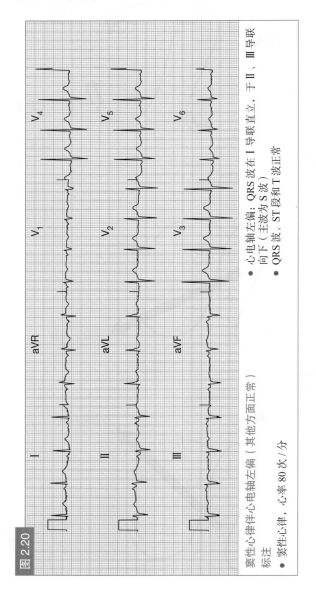

图 2.20

窦性心律伴心电轴左偏（其他方面正常）

标注
● 窦性心律，心率 80 次 / 分
● 心电轴左偏：QRS 波在 I 导联直立，于 II、III 导联向下（主波为 S 波）
● QRS 波、ST 段和 T 波正常

然而，当右束支和左前分支同时存在传导阻滞时，则 ECG 显示 RBBB 和心电轴左偏（图 2.22），这被称为"双分支传导阻滞"，这种特殊的 ECG 图形提示传导系统的广泛损害（图 2.23）。

如果右束支传导阻滞和左束支的两个分支同时存在传导阻滞，则如同希氏束的主支传导阻滞一样，出现完全性房室传导阻滞。

如何处置

作为医务工作者，应时刻提醒自己：你要治疗的是患者而不是 ECG。首先要缓解症状。然而，当 ECG 显示传导异常时，一

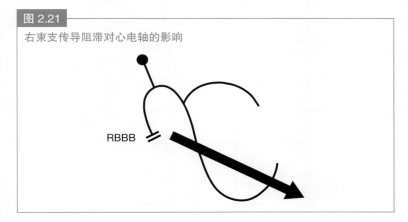

图 2.21

右束支传导阻滞对心电轴的影响

RBBB

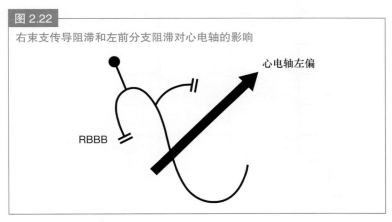

图 2.22

右束支传导阻滞和左前分支阻滞对心电轴的影响

心电轴左偏

RBBB

般处理原则如下。

一度房室传导阻滞

- 常见于健康人群。

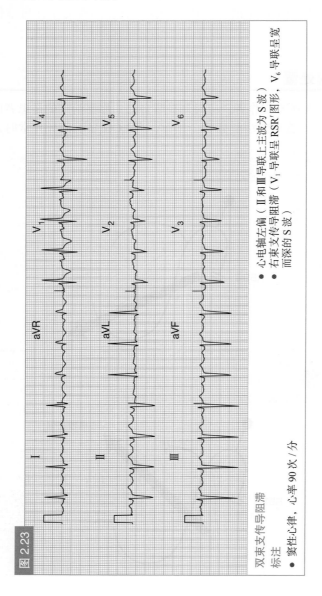

图2.23

双束支传导阻滞

标注
- 窦性心律，心率 90 次 / 分
- 心电轴左偏（Ⅱ 和 Ⅲ 导联上主波为 S 波）
- 右束支传导阻滞（V₁ 导联呈 RSR' 图形，V₆ 导联呈宽而深的 S 波）

- 需考虑是否由急性心肌梗死和急性风湿热引起。
- 无需特殊处理。

二度房室传导阻滞

- 通常提示伴有器质性心脏疾病：常见于急性心肌梗死。
- 莫氏Ⅱ型和文氏现象不需特殊处理。
- 2∶1、3∶1或4∶1传导阻滞时可能需要临时或永久性心脏起搏治疗，尤其心室率十分缓慢的患者。

三度房室传导阻滞

- 提示存在传导系统疾病——纤维化比缺血更多见。
- 考虑临时或永久性心脏起搏治疗。

右束支传导阻滞

- 考虑房间隔缺损。
- 不需特殊处理。

左束支传导阻滞

- 考虑主动脉狭窄或缺血性心脏疾病。
- 如果患者无症状，不需要处理。
- 如果患者最近发生过严重的胸痛，新出现的 LBBB 提示急性心肌梗死，同时需考虑是否要进行冠状动脉介入治疗。

心电轴左偏

- 考虑左室肥大及其原因。
- 不需处理。

心电轴左偏和右束支传导阻滞

- 提示伴有严重的传导系统疾病。
- 无需特殊处理。
- 如果患者有间歇性完全性房室传导阻滞并伴症状，需要行心脏起搏治疗。

更多传导系统异常见《轻松应用心电图（第6版）》89～101 页

更多传导系统异常的起搏治疗见《轻松应用心电图（第6版）》202～222 页

牢记

传导及对 ECG 的影响

- 正常情况下，心脏电活动起源于窦房结，并经心房、房室结、希氏束、左右束支及左前分支和左后分支传导至心室。

- 以上任何一个部位均可出现传导异常。

- 房室结和希氏束的传导异常可以是不完全性的（一度和二度房室传导阻滞），也可以是完全性的（三度房室传导阻滞）。

- 如果电活动能正常通过房室结、希氏束及其一个分支，但不能正常通过另一分支时，则出现束支传导阻滞图形并形成宽 QRS 波。

- 如果牢记以下几点，则 RBBB 和 LBBB 的 ECG 图形就容易识别了。

  - 室间隔的除极从左至右

  - V_1 导联面向右室，V_6 导联面向左室

  - 当除极波面向探查电极方向传导时，ECG 形成向上的图形。

- 如果不能牢记这些内容，那么请记住 RBBB 时在 V_1 导联形成一个 RSR′ 图形，而 LBBB 时在 V_6 导联形成一个 "M" 形的图形。

- 左束支的左前分支阻滞将导致心电轴左偏。

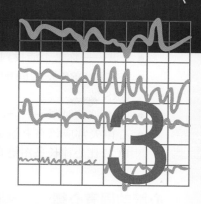

心脏的节律
The rhythm of the heart

至此，本书已讲述了正常窦房结发放的电活动及其传导顺序。起源于窦房结的心律称为窦性心律。然而，电活动也能起源于心脏的其他部位。由此形成的心律根据电活动起源部位而命名，即出现了所谓的"心律失常"。

当尝试分析心脏节律时请记住：

- 心房收缩与 ECG 的 P 波相关。
- 心室收缩与 ECG 的 QRS 波相关。
- 正常时，心房收缩在心室收缩之前，每一次心房收缩只引起一次心室收缩（即 P 波数目应与 QRS 波的数目相同）。

分析心律失常的要点是：

- P 波——你是否能找到它们？找出其最明显的导联。
- P 波和 QRS 波之间的关系——应该一个 P 波对应一个 QRS 波。
- QRS 波的时限——应该是 ≤ 120 ms。
- 心律失常应该在 P 波最明显的导联中识别，所以 12 导联 ECG 比心律长条图更有价值。

心脏的固有心律

心脏的大部分细胞有自律性，可自动发放电活动，但心室激动频率是由自动除极频率最快的心肌细胞控制。

本章附图中的星号（★）标明心脏电活动的起源部位。正常情况下，窦房结发放的电活动频率最高。因此，心室激动频率等于窦房结发放的电活动频率。窦房结发放的电活动频率受交感神经影响，也受呼吸影响。对于年轻人，与呼吸相关的心率变化被称为"时相性窦性心律不齐"（图 3.1）。

缓慢的窦性心律（"窦性心动过缓"）可见于受过训练的运动员或晕厥、低体温或有黏液性水肿患者，也常见于心脏病发作

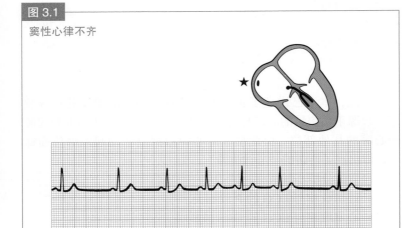

图 3.1

窦性心律不齐

标注
- 每个 P 波后都有一个 QRS 波
- PR 间期固定
- R-R 间期有进行性改变

后即刻。快速窦性心律（"窦性心动过速"）常与运动、恐惧、疼痛、出血或甲状腺功能亢进等相关。然而通常所说的"窦性心动过缓"或"窦性心动过速"并没有特定的频率范围——这些仅仅是 ECG 的描述性术语。

异位心律

异位心律可起源于三个部位（图 3.2）：心房肌、房室结周围区（又被称为"结性"或更恰当的称为"交界性"）或心室肌。虽然图 3.2 显示心脏电活动可能起源于心房肌或心室肌内的特殊部位，但实际上异常心律可以起源于心房肌和心室肌的任何部位。

窦性心律、房性心律和交界性心律统称为"室上性"心律（图 3.3）。室上性心律时，电活动经希氏束及束支和分支的正常路径下传激动心室（图 3.4）。因此，无论心脏电活动起源于窦房结、心房肌或交界区，其 QRS 波都是正常的。

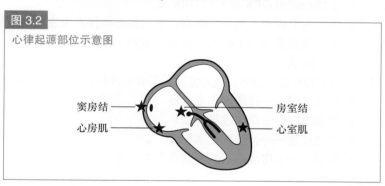

图 3.2

心律起源部位示意图

窦房结

心房肌

房室结

心室肌

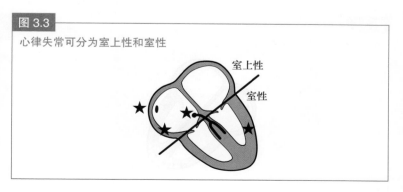

图 3.3

心律失常可分为室上性和室性

室上性

室性

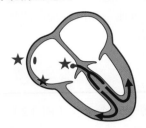

图 3.4

室上性心律的电激动传导路径示意图

另一方面，在室性心律时，电活动将经异常和传导速度较慢的心室肌路径及浦肯野纤维下传激动心室肌（图3.5）。因此，QRS波异常宽大，同时复极异常，T波形态也异常。

需要牢记：

- 室上性心律的 QRS 波为窄 QRS 波。
- 室性心律的 QRS 波为宽 QRS 波。
- 以上两个规则的例外情况有：室上性心律伴左束支或右束支传导阻滞或 WPW 综合征时，此时 QRS 波为宽 QRS 波（第76页）。

起源于心房肌、交界区或心室肌的异位心律可以做如下分类：

- 心动过缓——持续性心率减慢
- 期前收缩——单次过早搏动
- 心动过速——持续性心率加快
- 颤动——心房或心室的电活动完全紊乱

图 3.5

室性心律时电激动传导路径示意图

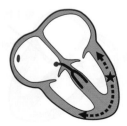

心动过缓——缓慢性心律失常

　　心脏具有自律性高低不同的能发放电活动的起搏点，这对心脏而言十分重要。并给心脏提供了一系列安全保护机制，因为当窦房结不能正常发放电活动或电活动传导受到阻滞时，心脏仍然可以继续工作。然而，为避免正常起搏点和异常起搏点之间的竞争，这些保护机制在正常情况下必须被抑制。其抑制的机制在于：这些次级起搏点的固有心律的频率低于窦房结的频率。

　　心脏电活动是由自动除极频率最快的起搏点控制的：正常为窦房结，心率约70次/分。如果窦房结不能正常发放电活动，则心脏节律由心房肌或交界区的起搏点控制，其自动除极的频率大约为50次/分。如果这些次级起搏点也未能及时发放电活动，或经过希氏束的传导发生阻滞，则心室肌的起搏点将发放电活动，心室率大约为30次/分。

　　这些慢的、保护性心律被称为"逸搏心律"，因为这些次级起搏点从自律性最高的窦房结抑制中逃脱后才会发出电活动。

　　逸搏心律并不是原发性疾病，而是对高位电传导路径阻滞的反应。其常见于心脏病发生的急性期，可能存在窦性心动过缓。重要的是，我们不要试图去抑制逸搏心律，因为没有逸搏心律，心脏可能停搏。

心房逸搏

　　如果窦房结发放电活动的频率下降则心房的异位起搏点可控制心脏节律，该节律被称为"心房逸搏心律"（图3.6）。心房逸搏心律可以单独发生。

结性（交界性）逸搏

　　如果窦房结发放电活动的频率下降且房室结的异位起搏点控制了心脏时，该节律则被称为"结性"逸搏更恰当地称为"交界性"逸搏（图3.7）。

室性逸搏

　　"室性逸搏"最常见于完全性房室传导阻滞（图3.8）。

　　室性逸搏心律也可能发生在没有完全性房室传导阻滞时，并

图 3.6

心房逸搏

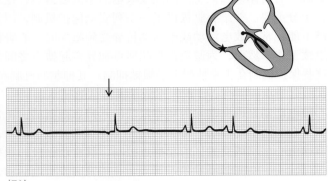

标注

- 在一次窦性搏动后，窦房结未发放新的电活动
- 一段延迟后，可见一个异常 P 波，这是窦房结之外的某一心房异位起搏点发放的电活动
- 异常 P 波后出现一个正常的 QRS 波，因为该电活动通过希氏束正常传导路径下传
- 其余又恢复为窦性心律失常

图 3.7

结性（交界性）逸搏

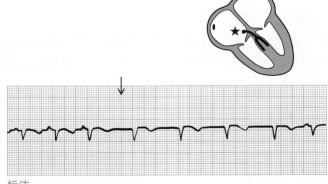

标注

- 窦性心律，心率 100 次 / 分
- 交界性逸搏心律（箭头之后），心率 75 次 / 分
- 交界性搏动时没有 P 波（提示没有心房电除极或 P 波隐藏在 QRS 波之中）
- QRS 波形态、时限正常

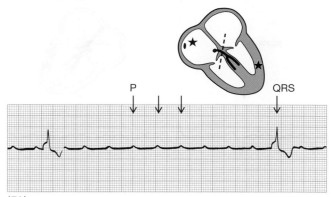

图 3.8

完全性房室传导阻滞

P   QRS

标注
- P 波规则（心房除极正常）
- P 波频率 145 次 / 分
- QRS 波形态异常，因为心室肌内的激动传导异常
- QRS 波（室性逸搏）频率 15 次 / 分
- P 波和 QRS 波之间没有关系

且室性逸搏可以单独发生（图 3.9）。

心脏节律有时也能被一个比完全性房室传导阻滞时频率更快的室性异位起搏点控制。该节律被称为"加速性室性自主心律"（图 3.10），这种情况常与急性心肌梗死相关。尽管其 ECG 表现与室性心动过速（下文）的 ECG 表现相似，但加速性室性自搏心律是良性的，不需治疗。室性心动过速除非心室率超过 120 次 / 分，否则也无需治疗。

期前收缩

应当指出，心脏任何一个部位都可能在其正常除极之前提前除极，被称为期前收缩。"异位电活动"表明除极起源于某一异常部位，而"期前收缩"是其同义语。

ECG 中显示的期前收缩既可由心房肌、交界区或房室结区引起，也可由心室肌引起，其表现与相应的逸搏一样。所不同的是，期前收缩是除极提前发生，而逸搏是延迟后的激动所致。

房性期前收缩有异常的 P 波（图 3.11）。交界性期前收缩既

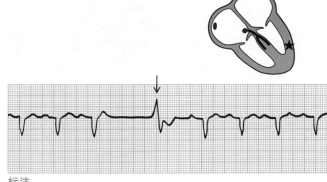

图 3.9

室性逸搏

标注

- 在三个窦性搏动后，窦房结未发放新的电活动
- 没有出现房性或结性逸搏
- 一段长间歇后出现了单个的宽大畸形的 QRS 波（箭头指示）和一个异常的 P 波
- 室性起搏点控制了心脏的一次搏动，随后恢复窦性心律

可以始终没有 P 波，也可以见到紧邻于 QRS 波前面或后面的 P 波（图 3.11）。房性和交界性期前收缩的 QRS 波的形态与窦性 QRS 波的形态相同。

然而，室性期前收缩时伴有异常宽大的 QRS 波，可以表现为各种形态（图 3.12）。室性期前收缩常见，多无临床意义。但当它们提前发生在前一个心动周期的 T 波波峰上，可以引起心室颤动

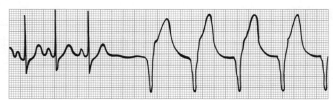

图 3.10

加速性室性自搏心律

标注

- 在三个窦性搏动后，窦房结未发放新的电活动
- 心室逸搏点控制了心律，引起了一种心率为 75 次 / 分的规整心律同时伴宽 QRS 波和异常 T 波

图 3.11

房性和交界性（结性）期前收缩

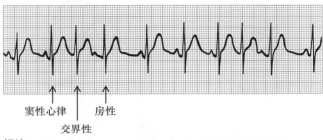

窦性心律   房性
     交界性

标注
- ECG 显示窦性心律时的交界性和房性期前收缩
- 交界性期前收缩没有 P 波
- 房性期前收缩的 P 波形态异常
- 窦性、交界性和房性心律 QRS 波形态相同，因为心室除极正常

（第 75 页），这种情况很危险。

然而，有时并不这么简单，特别当室上性激动被异常传导激动心室时（束支传导阻滞，第 2 章）。因此，每次分析 ECG 时我们都应注意下列五个问题：

1. 一个提前出现的 QRS 波是否跟在一个提前出现的 P 波之后？如果是，它肯定是房性期前收缩。

2. P 波是否可见及出现在什么位置？一个交界性期前收缩所引起的 P 波可以非常靠近 QRS 波，甚至在其之后，因为这个兴奋可同时传导至心房和心室。

3. QRS 波的形态是否始终相同（即其是否与正常心搏的起始方向相同，以及其时限是否正常）？室上性激动时 QRS 波与正常时形态相同；室性激动时 QRS 波形态明显不同。

4. T 波方向是否与正常搏动时相同？室上性激动时 T 波方向与正常搏动时相同；室性激动时 T 波方向相反。

5. 期前收缩后的下一个 P 波是否是在预期时间出现？在室上性和室性期前收缩后，在下一个心搏之前，通常会有一个（"代偿"）间歇，但室上性期前收缩常会打乱窦房结的正常周期，导致窦房结发放下一个 P 波的时间延迟。

室上性和室性期前收缩对随后出现的 P 波影响如下：
- 室上性期前收缩将重整 P 波周期（图 3.13）。

图 3.12

室性期前收缩

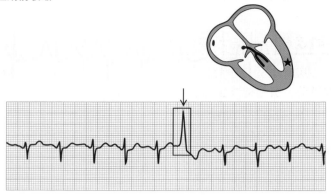

R on T 现象：

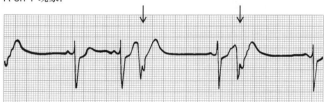

标注
- 上面 ECG 显示了五个窦性心搏后提前出现的一个宽大 QRS 波和异常 T 波的心搏：这是一次室性期前收缩（箭头指示）
- 在下面的 ECG 中，室性期前收缩发生在前一个窦性心搏的 T 波波峰上：形成"R on T 现象"

图 3.13

室上性期前收缩

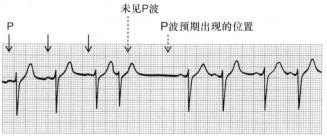

标注
- 在三个窦性心搏后出现了一次交界性期前收缩
- 期前收缩后，在 P 波预期出现的位置未出现 P 波，下一个 P 波延迟

● 室性期前收缩对窦房结没有影响，因此，下一个 P 波按时出现（图 3.14）。

心动过速——快速性心律失常

心房、交界区（房室结区）和心室的异位起搏点可以反复发放激动，引起持续性心动过速。已经阐述过的标准可用于确定心律失常的起搏点，与前面介绍的方法相同，最重要的是辨认 P 波。心动过速间歇性发生时被称为"阵发性"心动过速：这是临床称谓，并不是一种特定的 ECG 图形。

室上性心动过速

房性心动过速（异常起搏点位于心房）

房性心动过速时，心房除极的 P 波频率大于 150 次 / 分（图 3.15）。

房室结不能 1 : 1 下传心房 > 200 次 / 分的激动。当心房发放的除极频率 > 200 次 / 分时，可能发生"生理性房室传导阻滞"，表现为一部分 P 波后未跟随 QRS 波。这种房室传导阻滞与二度房室传导阻滞的区别在于：生理性房室传导阻滞与心动过速有关，这时房室结功能正常——它阻止了快速心房波激动心室。而窦性心律下出现的一度、二度或三度房室传导阻滞时，房室结和

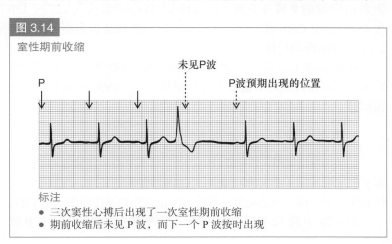

图 3.14

室性期前收缩

未见P波

P　　　　　　　　　　　　　　　　　　　　　　P波预期出现的位置

标注
● 三次窦性心搏后出现了一次室性期前收缩
● 期前收缩后未见 P 波，而下一个 P 波按时出现

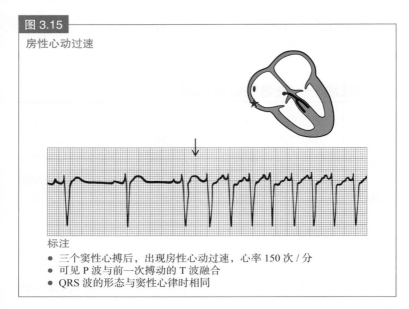

图 3.15

房性心动过速

标注
- 三个窦性心搏后，出现房性心动过速，心率 150 次 / 分
- 可见 P 波与前一次搏动的 T 波融合
- QRS 波的形态与窦性心律时相同

（或）希氏束的传导功能是异常的。

心房扑动

当心房率大于 250 次 / 分时称为心房扑动，其 F 波之间的等电位线消失（图 3.16）。

当房性心动过速或心房扑动出现 2∶1 传导阻滞时，需仔细识别被隐藏的 P 波或 F 波（图 3.17）。当心室率达到 125 ～ 150 次 / 分并伴窄 QRS 波心动过速时，一定要想到是否为心房扑动伴 2∶1 传导阻滞的可能。

任何心律失常都应从 P 波最易识别的导联进行分析。在图 3.18 中，心房扑动的 F 波在 II 导联最易识别，aVR 和 aVF 导联也很明显。

交界性（结性）心动过速

如果房室结周围区快速发放电活动，那么 P 波可能紧靠 QRS 波，甚至根本看不到（图 3.19）。此时，QRS 波的形态正常，与其他室上性心律失常一样，电活动是经希氏束的正常路径下传而激动心室的。

图 3.20 中的 12 导联 ECG 显示了交界性心动过速不伴有 P 波

图 3.16

心房扑动

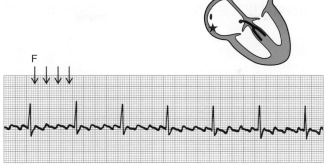

标注

- F 波以锯齿形式出现，频率 300 次 / 分
- 每个 QRS 波前有 4 个 F 波（箭头指示）
- 心室规律激动，频率为 75 次 / 分

图 3.17

心房扑动伴 2：1 传导

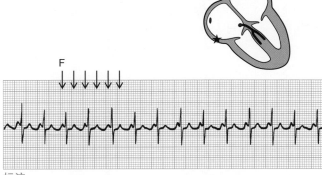

标注

- 心房扑动，心房率 250 次 / 分，存在 2：1 传导阻滞，心室率为 125 次 / 分
- 相邻的两个 F 波中的第一个 F 波后跟随一个 QRS 波，第 2 个 F 波有可能被误认为是前一次心搏的 T 波，但 F 波可以根据其规律性识别
- 该 ECG 中 T 波很难分辨

的情况。

颈动脉窦按压

颈动脉窦按压对室上性心动过速有一定的治疗作用，值得一

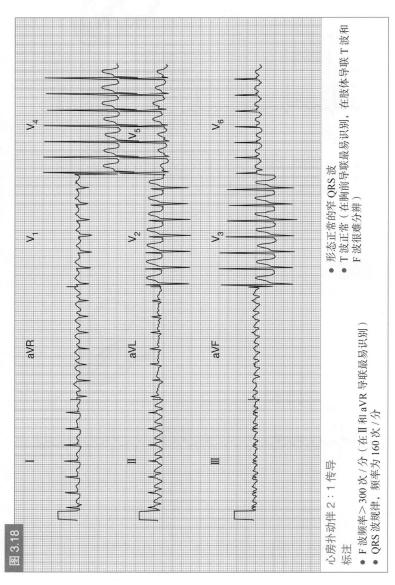

图 3.18

心房扑动伴 2 : 1 传导

标注

- F 波频率 > 300 次 / 分（在 II 和 aVR 导联最易识别）
- QRS 波规律，频率为 160 次 / 分
- 形态正常的窄 QRS 波
- T 波正常（在胸前导联最易识别，在肢体导联 T 波和 F 波很难分辨）

图 3.19

交界性（结性）心动过速

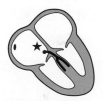

交界性心动过速：

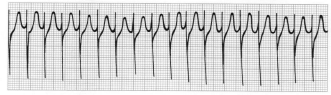

窦性心律：

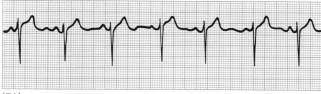

标注

- 上面的 ECG 看不见 P 波，但 QRS 波完全规律
- 下面的 ECG 系同一患者，在窦性心律时，QRS 波的形态与交界性心动过速时基本相同

试，因为这样可使心律失常的本质显示得更清楚（图 3.21）。颈动脉窦按压能反射性地刺激位于窦房结和房室结的迷走神经兴奋，使窦房结发放的电活动频率下降，并使房室结传导速度缓慢。这在心律失常的诊断和治疗中相当重要。在一些室上性心律失常中，颈动脉窦按压能使心室率下降，甚至完全终止快速心律失常。但颈动脉窦按压对室性心律失常无作用。

室性心动过速

如果心室肌中的异位起搏点发放高频率电活动（引起快速反复的室性期前收缩），这种心律被称为室性心动过速（图 3.22）。

这种电活动必然通过心室肌的异常传导路径扩布，因此形成宽而异常的 QRS 波。在标准 12 导联 ECG 中可以看到宽大畸形的 QRS 波（图 3.23）。

　　需要记住，宽大畸形的 QRS 波也可见于束支传导阻滞（图 3.24）。

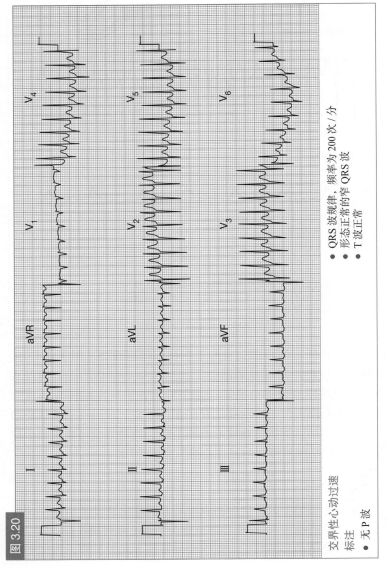

图 3.20

- QRS 波规律，频率为 200 次 / 分
- 形态正常的窄 QRS 波
- T 波正常

交界性心动过速

标注

- 无 P 波

图 3.21

心房扑动时行颈动脉窦按压（CSP）

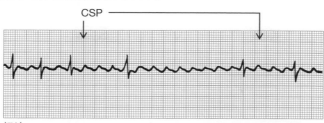

CSP

标注
- 在此例心电图中，颈动脉窦按压（箭头指示）增加了心房和心室间的阻滞，使其心律失常的本质更明显，即为心房扑动

图 3.22

室性心动过速

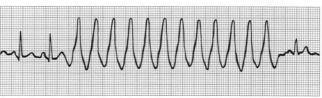

ECG
IP
更多宽 QRS 波心动过速内容见《轻松应用心电图(第6版)》137 ~ 138 页

标注
- 在两个窦性心搏后，心率增加至 200 次 / 分
- QRS 波变宽，T 波很难识别
- 图中最后一个心搏恢复窦性心律

如何鉴别室性心动过速与室上性心动过速伴束支传导阻滞

重要的是记住无论患者的临床状况好与坏对鉴别这两种可引起宽 QRS 波心动过速的原因没有帮助。如果一位急性心肌梗死的患者出现了宽 QRS 波心动过速，那么几乎可以肯定是室性心动过速。然而，当一位患者有宽 QRS 波心动过速而不伴急性心肌梗死时，则其心动过速既可以是室性心动过

速，也可以是室上性心动过速伴束支传导阻滞或 WPW 综合征（第 76 页）。这种情况时，以下各点可能有助于鉴别这两种情况：

1. 找到 P 波并观察其与 QRS 波的关系，这是鉴别心律失常

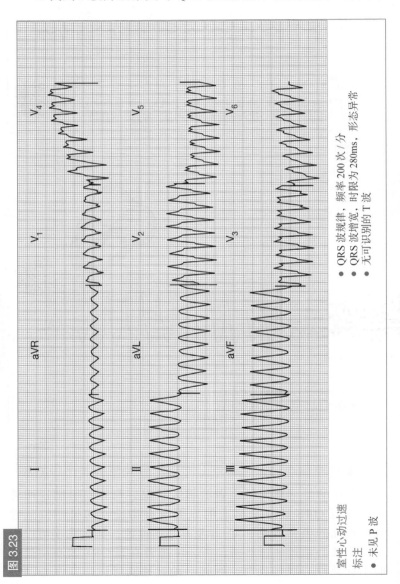

图 3.23

室性心动过速

标注
- 未见 P 波

- QRS 波规律，频率 200 次 / 分
- QRS 波增宽，时限为 280ms，形态异常
- 无可识别的 T 波

图 3.24

窦性心律伴左束支传导阻滞

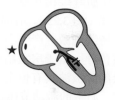

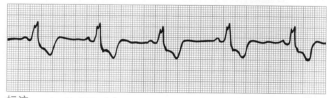

标注
- 窦性心律：每个 P 波后都有一个 QRS 波，且 PR 间期固定
- QRS 波增宽，T 波倒置
- 本 ECG 为 V_6 导联的 ECG，"M" 形 QRS 波和倒置的 T 波是左束支传导阻滞时的特征性改变

的关键。为此需要仔细分析 12 导联 ECG。

2. 如果可能，比较心动过速时的 QRS 波和窦性 QRS 波。如果患者窦性心律时就有束支传导阻滞，则心动过速时的 QRS 波形态与窦性心律时相同。

3. 如果 QRS 波宽于 4 个小格（160 ms），那么心律很有可能起源于心室。

4. 心动过速时，心电轴左偏通常提示为心室起源，同时要与窦性心律时的心电轴比较。

5. 如果心动过速时 QRS 波非常不规律，则很可能是心房颤动伴束支传导阻滞（见下文）。

颤动

到目前为止我们讨论的心律失常尽管传导速度异常，但所有心房肌纤维或心室肌纤维均同步除极。当各个心肌纤维独立除极时则被称为"颤动"。颤动可以发生在心房或心室。

心房颤动

当心房肌纤维相互独立除极时，ECG 的 P 波消失，代之以不规则的基线（图 3.25）。有时可见持续 2～3 s 的扑动样图形。房室结受到持续刺激，产生不同强度的除极波，并以不规则的间期向希氏束传导。由于房室结以"全或无"的方式向下传导，使传入希氏束的除极波具有恒定的强度。然而，因为这些除极波的节律不规则，心室的激动节律也不规则。但每个 QRS 波的形态都正常，因为心房颤动时兴奋的传导是通过正常路径激动心室的。

在 12 导联 ECG 中，颤动波在某些导联上往往更容易观察到（图 3.26）。

图 3.25

心房颤动

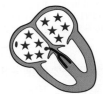

Ⅱ 导联：

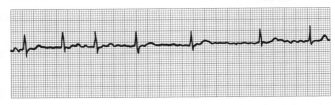

V$_1$ 导联：

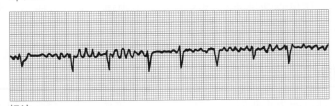

标注

- P 波消失，代之以不规则的 f 波
- QRS 波的节律不规则
- QRS 波的形态正常
- V$_1$ 导联可见到类似心房扑动的波形——这在心房颤动中很常见

心室颤动

当心室肌纤维彼此独立除极时，QRS 波将不能辨认，ECG 表现完全是紊乱的（图 3.27）。

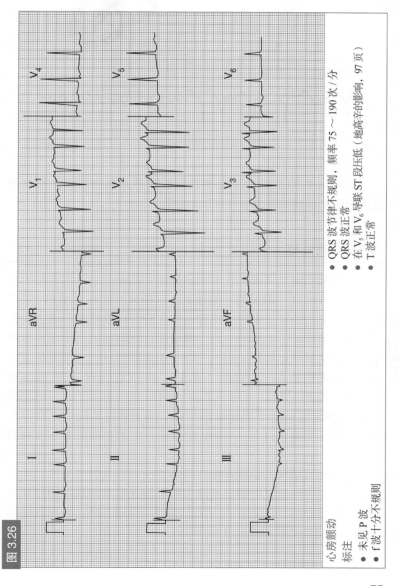

图 3.27

心室颤动

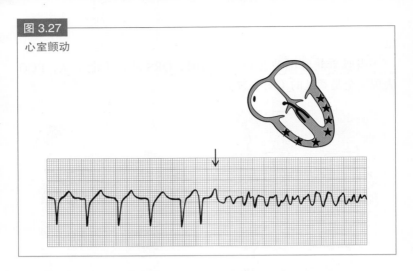

当确认 ECG 的改变不是电极松脱所致，同时患者往往出现意识障碍，很容易做出心室颤动的诊断。

WPW 综合征

心房和心室之间唯一正常的传导路径是希氏束。但有些人却有一条额外的或"附加的"传导束，这种情况被称为 WPW 综合征。这条附加的传导束在心房和心室之间可以形成另一条直接传导通路，通常位于心脏的左侧。激动经过该附加的传导束传导时没有房室结的延迟作用。因此，经这条通路传导的除极波可提前到达心室并形成部分心室肌"预激"。使 ECG 表现为 PR 间期缩短，QRS 波的起始部出现一个向上的顿挫波称为"δ"波（图3.28）。QRS 波的后半部分形态正常，因为通过希氏束正常下传的激动紧随预激波之后。WPW 综合征心电图表现更多细节见第7 章。

这个异常结构的临床重要性是其能引发阵发性室上性心动过速。因为心房除极波可通过希氏束向下传导后返回附加的传导束并重新激动心房，结果形成一个完整的"折返"环，并导致持续性折返性心动过速（图 3.29）。

ECG
IP
更多WPW综合征内容见《轻松应用心电图（第6版）》74～78 页

心动过速的起源

　　直到现在还有人认为，心动过速是因心脏某一部位的自动

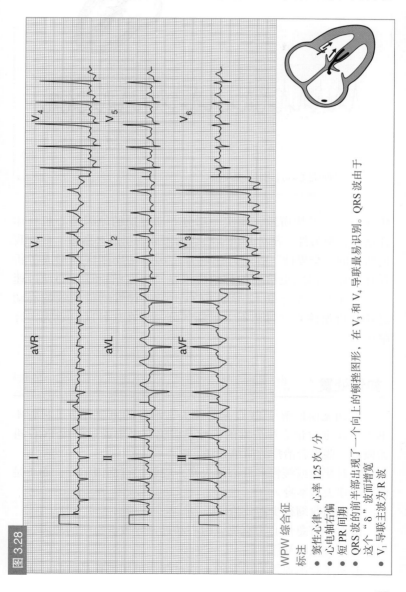

图 3.28

WPW 综合征

标注

● 窦性心律，心率 125 次／分
● 心电轴右偏
● 短 PR 间期
● QRS 波的前半部出现了一个向上的顿挫图形，在 V₃ 和 V₄ 导联最易识别。QRS 波由于这个 "δ" 波而波增宽
● V₁ 导联主波为 R 波

图 3.29

WPW 综合征伴持续性心动过速

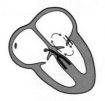

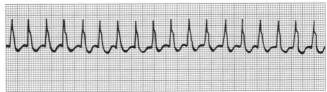

标注
● 在折返性心动过速时未见 P 波

化除极频率增快所致，确实一部分心动过速的原因是心肌自律性增高，但另外一部分是由于心肌内形成的折返环所致。此前我们所说的"交界性"心动过速通常是房室结周围区内形成了折返环所致。因此更恰当的称谓应该是"房室结折返性心动过速（AVNRT）"。在标准 12 导联 ECG 上，自律性增强所致的心动过速和折返性心动过速不太可能区分，好在这种区分也无实际临床意义。

如何处置

准确无误地解读 ECG 是心律失常治疗的重要环节。尽管本书不想详细讨论心律失常的治疗，但仍有必要通过解读 ECG 进而概述一些患者治疗的简单方法。

1. 对快速或缓慢窦性心律失常，应该进行病因治疗，而不是治疗心律失常本身。

2. 期前收缩很少需要治疗。

3. 对于有急性心力衰竭或因心动过速导致低血压的患者，应尽早考虑直流电复律。

4. 对于影响血流动力学的心动过缓，可用阿托品治疗；无效时，可安装临时或永久性心脏起搏器（图 3.30）。

ECG IP 更多起搏器内容见《轻松应用心电图（第 6 版）》202 ～ 225 页

5. 对于任何类型的心动过速，首选治疗是颈动脉窦按压。该治疗应当与 ECG 同时进行，也许还有助于诊断：

- 窦性心动过速：颈动脉窦按压会引起心率暂时减慢。
- 房性和交界性心动过速：颈动脉窦按压有时可终止心律失常，有时可能无任何作用。
- 心房扑动：颈动脉窦按压常引起传导阻滞暂时性增加（如 2：1 传导阻滞变为 3：1 传导阻滞）。
- 心房颤动和室性心动过速：颈动脉窦按压无任何作用。

6. 窄 QRS 波心动过速应该首选腺苷治疗。

7. 宽 QRS 波心动过速应该首选利多卡因治疗。

牢记

异常心脏节律

- 心脏大多数组织具有自动除极功能。
- 异常心律可起源于心房肌、房室结周围区（交界区）和心室肌。
- 逸搏心律的频率较慢，对心脏具有保护作用。
- 心脏任何部位偶尔发放的提前除极均可产生期前收缩。
- 心脏任何部位的高频除极均可导致心动过速。
- 心房或心室心肌纤维的不同步除极称为颤动。
- 除心率不同以外，心脏同一部位产生的逸搏心律、期前收缩和心动过速的 ECG 图形相同。
- 如果没有束支传导阻滞或预激（WPW）综合征，所有室上性心律失常 QRS 波图形均正常。
- 室性心律失常引起宽而异常的 QRS 波和异常的 T 波。

图 3.30

心脏起搏心电图

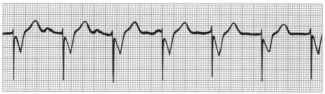

标注
- 偶尔可见 P 波，但与 QRS 波无关
- QRS 波前有一尖峰样信号（起搏钉样信号），代表起搏器刺激脉冲
- QRS 波增宽，因为起搏器脉冲起搏右室，引起"室性"心搏

如何识别异常心律

很大程度上，认识异常 ECG 就像认识大象一样，要先形成一个整体概念，才不会轻易忘记。当遇到困难情况时，思考以下问题可能有助于对 ECG 的理解（参考表 3.1）。

1. 这个异常心律是偶发还是持续的？
2. 有 P 波吗？
3. QRS 波和 P 波数量是否相等？
4. 心室的节律规整还是不规整？
5. QRS 波的形态正常吗？
6. 心室率怎样？

表 3.1　认识异常心电图

异常性	P 波	P：QRS 比例	QRS 的规律性	QRS 波	QRS 频率	心律
偶发（指早搏）				正常		室上性
				异常		室性
持续	存在	P：QRS = 1：1	规律	正常	正常	窦性心律
					≥150 次 / 分	房性心动过速
			轻度不规律	正常	正常	窦性心律失常
					减慢	房性逸搏
		P 波比 QRS 波数量多	规律	正常	增快	房性心动过速伴传导阻滞
					减慢	二度房室传导阻滞
				异常	减慢	完全性房室传导阻滞
	消失		规律	正常	增快	交界性心动过速
					减慢	交界性逸搏
				异常	增快	交界性心动过速伴束支传导阻滞或室性心动过速
			不规律	正常	不同频率	心房颤动
				异常	不同频率	心房颤动伴束支传导阻滞
		QRS 波消失				心室颤动或停搏

P 波、QRS 波和 T 波异常

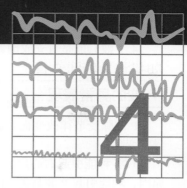

Abnormalities of P waves, QRS complexes and T waves

做 ECG 诊断时，首先要确定其基础或称主导心律，然后再考虑下列问题——通常按照相同顺序：

1. P 波有无异常改变？

2. 心电轴有无偏移？（根据 Ⅰ 、Ⅱ 、Ⅲ 导联的 QRS 波判定，参见第 1 章）

3. QRS 波的时限有无异常？

4. QRS 波有无其他异常表现——尤其要注意有无异常 Q 波？

5. ST 段抬高还是压低？

6. T 波有无异常？

需要牢记：

1. P 波形态只能是正常或倒置、异常增高或异常增宽。

2. QRS 波只能有下列三种异常——异常增宽、异常增高、异常 Q 波。

3. ST 段只能正常、抬高或压低。

4. T 波只能是直立或倒置，或 T 波形态异常。

P 波的异常表现

P 波除受节律改变而引起形态改变外，尚存在下列两种主要异常变化：

1. 各种能引起右心房肥大（如三尖瓣狭窄、肺动脉高压）的原因，均能引起 P 波高尖（图 4.1）。

2. 左心房肥大（通常因二尖瓣狭窄）能引起 P 波增宽或 P 波双峰（图 4.2）。

QRS 波的异常表现

正常 QRS 波具有四个特征：

1.QRS 波的时限 ≤ 120 ms（3 个小格）。

2. 右胸 V_1 导联 S 波大于 R 波。

3. 左胸 V_5 或 V_6 导联 R 波幅度 < 25 mm。

图 4.1

右心房肥大

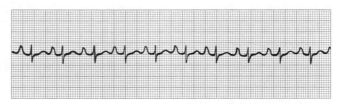

图 4.2

左心房肥大

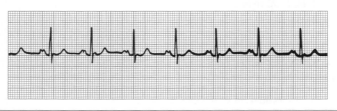

4. 左胸导联可出现 Q 波，代表室间隔除极，但其宽度应小于 1 mm，深度应小于 2 mm。

QRS 波时限异常

当束支传导阻滞（第 2 章）或除极起源于心室肌异位节律点引发室性逸搏、期前收缩或心动过速（第 3 章）时，QRS 波时限异常增宽。这些情况下，QRS 波时限延长均提示除极波在心室内扩布异常而缓慢。WPW 综合征（第 76 页，第 3 章）QRS 波时限也增宽。

QRS 波振幅增加

左、右心室肌质量增加能使心室除极电活动增加，导致 QRS 波振幅增高。

右心室肥大

右心室肥大在右胸导联（尤其是 V₁ 导联）表现最明显。其对左心室 QRS 波的作用较正常时减弱，所以 V₁ 导联 QRS 波主波向上（即 R 波高度超过 S 波的深度）——这均为异常 ECG 表现（图

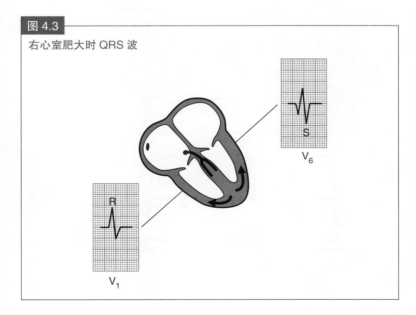

图 4.3

右心室肥大时 QRS 波

4.3）。在 V_6 导联可见深 S 波。

右心室肥大时常伴有心电轴右偏（第 1 章），其 ECG 特征是 P 波高尖（右心房肥大），严重时，V_1 和 V_2 导联可见 T 波倒置，有时亦可出现在 V_3 导联，甚至 V_4 导联也能见到 T 波倒置（图 4.4）。

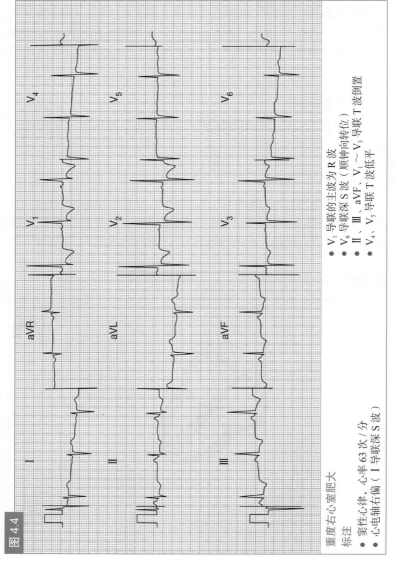

图 4.4

重度右心室肥大

标注

窦性心律，心率 63 次 / 分

- 心电轴右偏（I 导联深 S 波）

- V_1 导联的主波为 R 波
- V_6 导联深 S 波（顺钟向转位）
- II、III、aVF，$V_1 \sim V_3$ 导联 T 波倒置
- V_4、V_5 导联 T 波低平

肺栓塞

肺栓塞时，ECG 可能出现右心室肥大的图形（图 4.5），但大多数情况时，ECG 仅出现窦性心动过速而无其他异常表现。如果

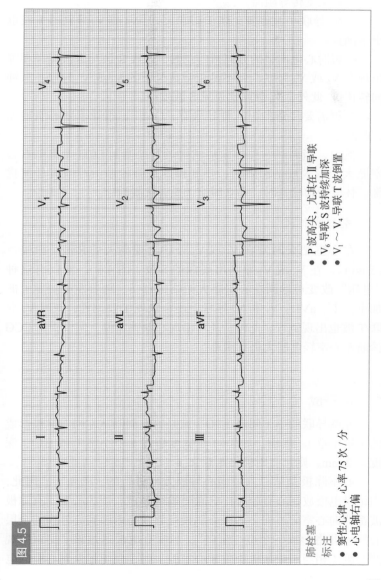

图 4.5

肺栓塞
标注
• 窦性心律，心率 75 次 / 分
• 心电轴右偏
• P 波高尖，尤其在 II 导联
• V₆ 导联 S 波持续加深
• V₁～V₄ 导联 T 波倒置

怀疑有肺栓塞，应寻找下列征象：

1. P 波高尖。

2. 心电轴右偏（Ⅰ导联深 S 波）。

3. V_1 导联 R 波增高。

4. 右束支传导阻滞。

5. V_1 导联 T 波倒置（属于正常），但 V_2 或 V_3 导联的 T 波也出现倒置。

6. 瞬时心电向量的方向指向左侧，以致 R 波与 S 波振幅相等出现在 V_5 或 V_6 导联，而不是正常情况下的 V_3 或 V_4 导联（顺钟向转位）。此外，V_6 导联仍可见 S 波加深。

7. 更需要注意的是，Ⅲ导联有 "Q 波"，很像下壁心肌梗死（见下文）。

然而，当遇到一位临床症状提示肺栓塞而 ECG 无典型右心室肥大图形表现的患者时，不要因此在肺栓塞治疗时有任何犹豫。怀疑为肺栓塞时，要立即给予患者抗凝治疗。

左心室肥大

左心室肥大时常在 V_5 或 V_6 导联出现高大的 R 波（振幅＞25 mm），在 V_1 或 V_2 导联出现深的 S 波（图 4.6）。而仅有这种"电压"改变对诊断左心室肥大无临床意义。随着左心室肥大的加重，Ⅰ、aVL、V_5 和 V_6 导联上还会出现 T 波倒置，有时 V_4 导联 T 波也出现倒置；此外，还可出现心电轴左偏。但仅根据 ECG 诊断左心室轻度肥大仍有困难。

Q 波的形成

左胸导联的小（间隔）"Q"波是因室间隔从左向右除极形成的（第 1 章）。然而，如果 Q 波宽度超过 1 个小格（40 ms）、深度＞2 mm，则具有明确临床意义。

心室除极是从心内膜向心外膜方向进行的（图 4.7）。因此，当记录电极放在心室腔时，只能记录到 Q 波，因为心室所有除极波都背向心室腔方向。如果心肌梗死累及心内膜到心外膜的全层心肌，即将形成一个电"窗口"，当探查电极透过该"窗口"观测心脏（相当于记录电极位于心室腔）时，便能记录到心腔的电

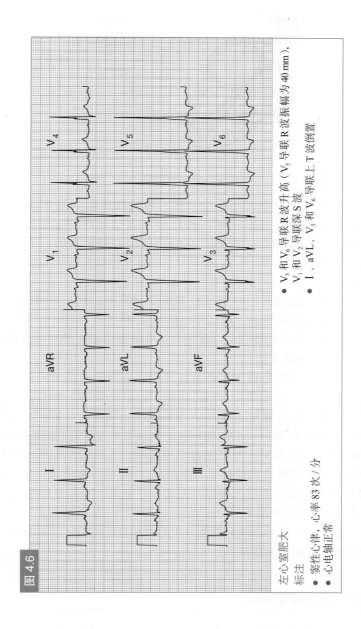

图 4.6

左心室肥大

标注

窦性心律,心率 83 次 / 分

- 心电轴正常

- V_5 和 V_6 导联 R 波升高(V_5 导联 R 波振幅为 40 mm),
  V_1 和 V_2 导联深 S 波
- I, aVL, V_5 和 V_6 导联上 T 波倒置

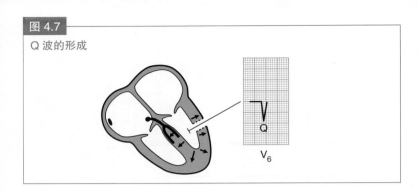

图 4.7

Q 波的形成

位，即 Q 波。

当 Q 波的宽度大于一个小格，且其深度至少为 2 mm 时，即表明已发生了心肌梗死，而且有 Q 波的导联一定程度上能反映心肌受累部位。因此，左心室前壁心肌梗死时，在面向梗死部位的前壁 $V_2 \sim V_4$ 或 V_5（图 4.8）导联可出现 Q 波（第 1 章）。

如果心肌梗死同时累及心脏前壁和侧壁，则在 V_3 和 V_4 导联以及面向侧壁的 I 、aVL、V_5 和 V_6 导联出现 Q 波（图 4.9）。

心脏下壁心肌梗死时，在面向下壁的 III 和 aVF 导联可出现 Q 波（图 4.8 和图 4.10）。

当左心室的后壁发生心肌梗死时，可看到一个不同的图形（图 4.11）。在解剖学上，右心占据了心脏的前方，并且正常情况下，右心室的除极（指向 V_1 导联记录电极）向量被左心室的除极（背向 V_1 导联）的向量遮盖，其结果是 V_1 导联 S 波占优势（第 1 章）。但在左心室后壁心肌梗死时，右心室的除极向量较少被左心室的除极向量遮盖，因此，在 V_1 导联 R 波为主波，其 ECG 表现与右心室肥大相似，但无右心室肥大的其他 ECG 改变（见上文）不表现出来。

Q 波的出现并不能对梗死发生的时间有任何提示，因为 Q 波一旦形成，便永久存在。

ECG IP 更多心肌梗死内容见《轻松应用心电图(第6版)》232～260页

ST 段的异常表现

ST 段位于 QRS 波和 T 波之间（图 4.12）。ST 段应该呈"等

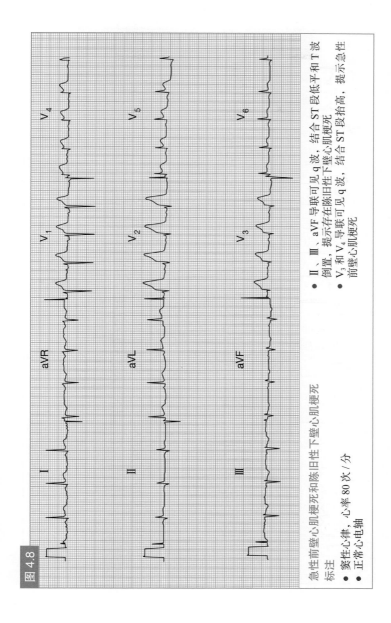

图 4.8

急性前壁心肌梗死和陈旧性下壁心肌梗死

标注
- 窦性心律，心率 80 次 / 分
- 正常心电轴
- Ⅱ、Ⅲ、aVF 导联可见 q 波，结合 ST 段低平和 T 波倒置，提示存在陈旧性下壁心肌梗死
- V₃ 和 V₄ 导联可见 q 波，结合 ST 段抬高，提示急性前壁心肌梗死

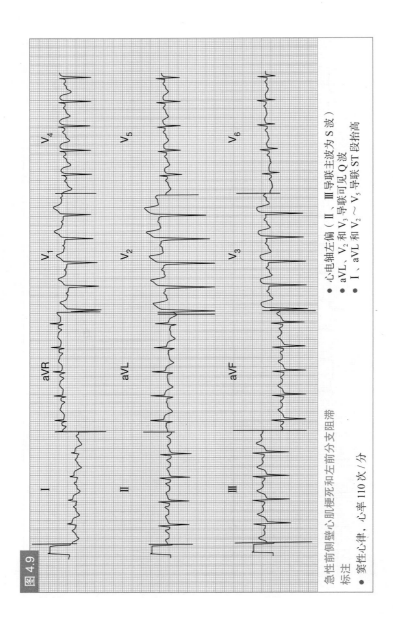

图 4.9

急性前侧壁心肌梗死和左前分支阻滞

标注
- 窦性心律，心率 110 次/分
- 心电轴左偏（Ⅱ、Ⅲ导联主波为 S 波）
- aVL、V_2 和 V_3 导联可见 Q 波
- Ⅰ、aVL 和 V_2 ~ V_5 导联 ST 段抬高

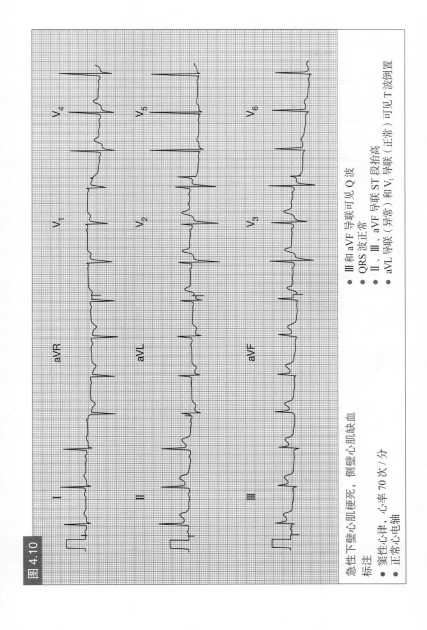

图 4.10

急性下壁心肌梗死，侧壁心肌缺血

标注

- 窦性心律，心率 70 次/分
- 正常心电轴

- III 和 aVF 导联可见 Q 波
- QRS 波正常
- II、III、aVF 导联 ST 段抬高
- aVL 导联（异常）和 V1 导联（正常）可见 T 波倒置

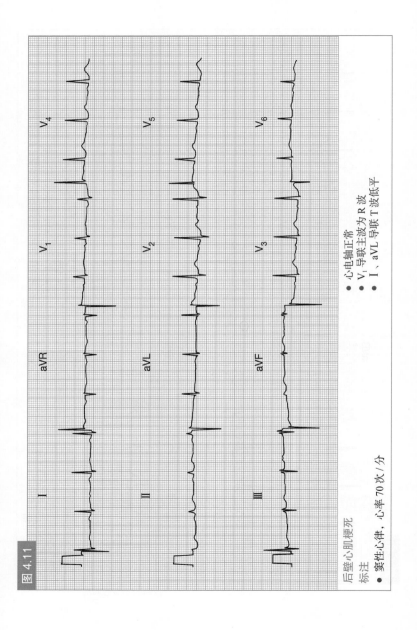

图 4.11

后壁心肌梗死

标注

- 窦性心律，心率 70 次 / 分
- 心电轴正常
- V_1 导联主波为 R 波
- Ⅰ、aVL 导联 T 波低平

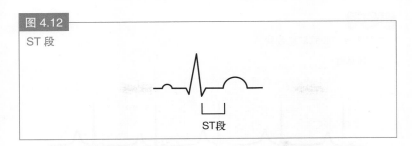

图 4.12

ST 段

ST 段

电位线"，也就是说，ST 段应该与 T 波和下一个 P 波之间的部分处于同一水平，但也可抬高（图 4.13a）或压低（图 4.13b）。

ST 段抬高常提示存在急性心肌损伤，通常是最近发生的心肌梗死或心包炎引起的。相应导联的 ST 段抬高提示心肌受损的部位：前壁损伤表现于胸前导联，下壁损伤表现在Ⅲ和 aVF 导联（图 4.8 和 4.10）。心包炎通常是不可定位性病变，因此其导致的 ST 段抬高出现在绝大多数导联。

ST 段水平下移伴 T 波直立，常是背向心肌梗死部位的心肌缺血征象。若患者 ECG 在静息状态正常，ST 段在运动时可能下移，尤其当运动诱发心绞痛时（图 4.14）。

与水平下移不同，ST 段下斜型下移常是接受地高辛治疗所致（第 97 页）。

T 波的异常表现

T 波倒置

T 波倒置正常可见于 aVR 和 V$_1$ 导联，有时见于Ⅲ和 V$_2$ 导联，在一些黑人中也可见于 V$_3$ 导联。

图 4.13

（a）ST 段抬高。（b）ST 段压低。

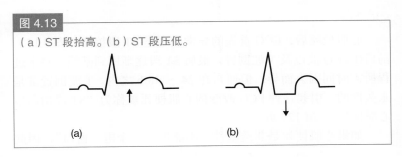

(a)　　　　　　　　　　(b)

图 4.14

运动诱发的心肌缺血改变

休息时：

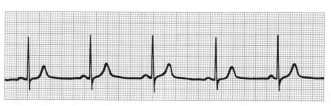

运动时：

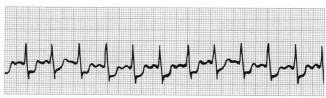

标注

- 在上条正常 ECG 中，心率 55 次 / 分，ST 段呈等电位线
- 在下条运动 ECG 中，心率 125 次 / 分，ST 段呈水平压低

T 波倒置可见于以下情况：

1. 正常。

2. 心肌缺血。

3. 心室肥大。

4. 束支传导阻滞。

5. 接受地高辛治疗。

在 T 波倒置的邻近导联，有时可见"双相性"T 波先直立后倒置的情况。

心肌梗死

心肌梗死后，ECG 首先的异常表现是 ST 段抬高（图 4.15）。随后出现 Q 波以及 T 波倒置，最后 ST 段逐渐回到基线。整个过程所需时间因人而异，但通常在 24 ～ 48 h 之内。T 波倒置常是永久性的。引起这种 ECG 改变的心肌梗死被称为"ST 段抬高型心肌梗死"（第 129 页）。

如果心肌梗死是非透壁性，不能形成一个电"窗口"，因此

图 4.15

下壁心肌梗死的演变

疼痛发作后1h：

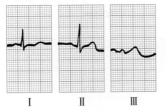
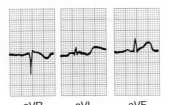

I　　　II　　　III　　　　　aVR　　aVL　　aVF

疼痛发作后6 h：

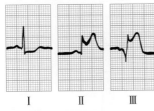
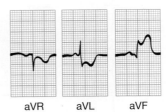

I　　　II　　　III　　　　　aVR　　aVL　　aVF

疼痛发作后24 h：

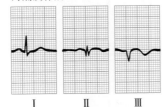
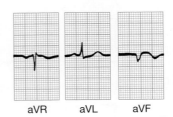

I　　　II　　　III　　　　　aVR　　aVL　　aVF

标注

- 三份 ECG 跨越了 24 h，并呈水平向排列
- 三份 ECG 均为窦性心律，且心电轴都正常
- 第一份 ECG 基本正常
- 胸痛发作 6 h 后，II、III 和 aVF 导联 ST 段抬高，I、aVR 和 aVL 导联 ST 段压低，III 导联 Q 波形成
- 胸痛发作 24 h 后，II 导联可见小 Q 波，III 和 aVF 导联可见更明显的 Q 波。ST 段已回到基线，且 III 和 aVF 导联可见 T 波倒置

ECG 只出现 T 波倒置而不出现 Q 波（图 4.16）。伴有这种 ECG 改变的心肌梗死被称为"非 ST 段抬高型心肌梗死"（NSTEMI）。过去把这种图形称为"非 Q 波型心肌梗死"或"心内膜下心肌梗死"。

心室肥大

左心室肥大时在面向左胸的导联（Ⅰ、Ⅱ、aVL、V₅ 和 V₆ 导联）可出现 T 波倒置（图 4.6）。右心室肥大时在面向右胸的

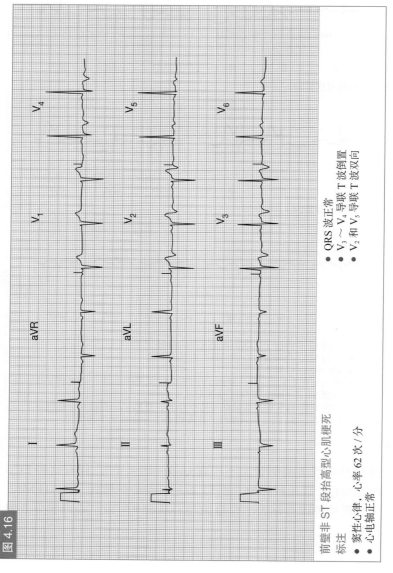

图 4.16

前壁非 ST 段抬高型心肌梗死

标注
- 窦性心律，心率 62 次 / 分
- 心电轴正常
- QRS 波正常
- V₃ ～ V₄ 导联 T 波倒置
- V₂ 和 V₅ 导联 T 波双向

导联出现 T 波倒置（V$_1$ 导联 T 波倒置是正常的，V$_2$ 导联 T 波倒置也可能正常，但在成年白人 V$_3$ 导联 T 波倒置常为异常）（图 4.4）。

束支传导阻滞

束支传导阻滞时心室除极异常，同时常伴有复极异常。因此，伴 QRS 波时限延长（≥ 160 ms）的 T 波倒置其本身并没有太大的临床意义（图 2.15 和 2.16）。

地高辛

应用地高辛可导致 T 波倒置，其特征是 ST 段呈下斜型压低（图 4.17）。在服用地高辛之前记录 ECG 将十分重要，有助于今后观察 T 波改变同时做出临床解释。

ST 段和 T 波的其他异常表现

电解质紊乱

血浆中钾、钙和镁水平异常均能对 ECG 产生影响，而血浆中钠的水平改变对 ECG 无影响。T 波和 QT 间期（从 QRS 波的起始点至 T 波终点）受影响最多见。

低血钾可造成 T 波低平，以及在 T 波末端出现一个突起，即所谓 "U 波"。高血钾可引起 T 波高尖伴 ST 段消失。QRS 波可

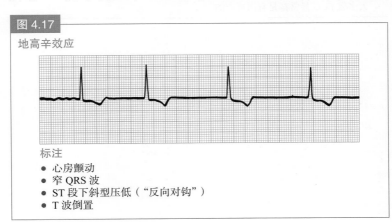

图 4.17

地高辛效应

标注
- 心房颤动
- 窄 QRS 波
- ST 段下斜型压低（"反向对钩"）
- T 波倒置

能会增宽。镁离子异常所引起的 ECG 改变与钾离子相同。

低血钙可造成 QT 间期延长，而高血钙可造成 QT 间期缩短。

非特异性改变

ST 段和 T 波的轻度异常改变（如 T 波低平等）通常无重要意义，心电图此时报告为"非特异性 ST-T 改变"。

牢记

引起 P 波、QRS 波、T 波异常的原因

- 高振幅 P 波源于右心房肥大，而宽 P 波源于左心房肥大。
- QRS 波时限增宽提示室内传导异常：常见于束支传导阻滞和心室肌异位起搏，也常见于 WPW 综合征。
- QRS 波振幅增高提示心室肥大。右心室肥大常见于 V_1 导联，而左心室肥大常见于 V_5 和 V_6 导联。
- Q 波宽度 > 1 mm 且深度 > 2 mm 时提示心肌梗死。
- ST 段抬高提示急性心肌梗死或心包炎。
- ST 段压低和 T 波倒置可能源于心肌缺血、心肌肥大、室内传导异常或接受地高辛治疗所致。
- 在Ⅲ、aVR 和 V_1 导联出现 T 波倒置是正常的。T 波倒置常与束支传导阻滞、心肌缺血和心室肥大相关。
- T 波低平或高尖伴 QT 间期延长或缩短可能为电解质紊乱所致，但很多轻度 ST-T 改变属于非特异性改变。

同时需牢记

- ECG 容易理解。
- 大多数 ECG 异常都是有因可查的。

ECG
IP
更多电解质异常的效应见《轻松应用心电图（第6版）》354 ～ 360 页

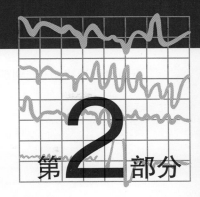

心电图应用
Making the most of the ECG
个体心电图的临床解析

第**2**部分

实际上心电图仅仅是对患者进行诊断和治疗的工具，同时心电图必须结合患者的病史及检查结果进行判读，因为相同的心电图在健康人和患者中均可以看到。

本书的这部分内容中，我们兼顾基础知识的同时还要考虑到在心电图普遍应用的今天，如何帮助临床诊断及治疗——在健康筛查时以及在胸痛、呼吸困难、心悸或晕厥患者中的应用。回忆第一部分中经典心电图异常所覆盖的内容，我们发现一些正常心电图变异，这些变异可能会使心电图的解读更加困难，本部分内容中的大部分心电图从具有普遍性问题的患者中获取并作为例子进行解析。

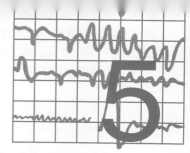

正常人心电图

The ECG in healthy subjects

心电图常用于"健康筛查",但并不是所有接受查体的人确实没有临床症状,通过健康筛查这一手段可提醒患者及时到医院就诊。另外,人们在查体时可能无症状,然而重要的异常线索可能在心电图中被发现。例如,图 5.1 显示了一名无症状患者的心电图,完全出乎意料,心电图显示心房颤动。异常表现在这些特殊人群中少见,这也正是把心电图作为筛查工具的最好理由。本章所有心电图均来自健康普查诊所,可认为来自正常人群。

正常心律

窦性心律是唯一正常节律。当心率低于 60 次 / 分时定义为

"窦性心动过缓"，心率在 100 次 / 分以上定义为"窦性心动过速"（提示 5.1），但这些说法均无临床意义，用"窦性心律，心率每分钟多少次"（图 5.2）来描述患者的心率才是最有意义的。

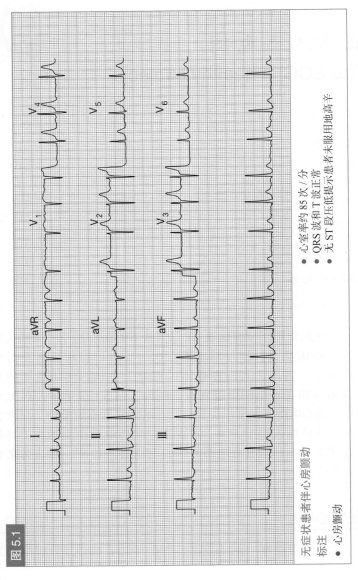

图 5.1

无症状患者伴心房颤动
标注
● 心房颤动
● 心室率约 85 次 / 分
● QRS 波和 T 波正常
● 无 ST 段压低提示患者未服用地高辛

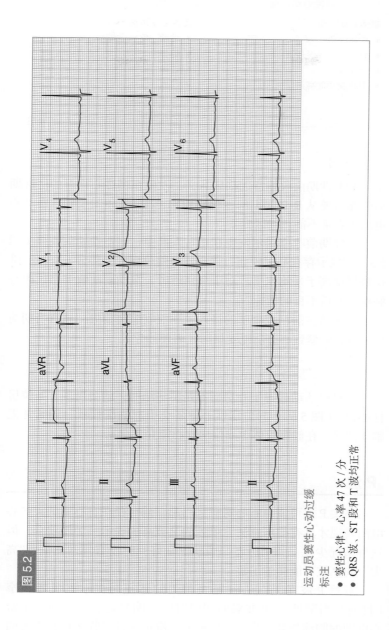

图 5.2

运动员贝窦性心动过缓

标注

• 窦性心律，心率 47 次 / 分

• QRS 波、ST 段和 T 波均正常

提示 5.1　窦性心动过缓或窦性心动过速的原因

窦性心动过缓	**窦性心动过速**
● 身体健康	● 运动、疼痛、惊吓
● 血管迷走神经侵害	● 肥胖
● 低体温	● 妊娠
● 甲状腺功能减退	● 贫血
	● 甲状腺功能亢进
	● CO_2 潴留

期前收缩

　　室上性期前收缩常无临床意义，发生在窦性心律时的房性期前收缩需要从 R-R 间期的变化中识别（图 5.3 和图 5.4）。自动心电图报告常不能正确区分。

　　室性期前收缩偶尔发生在正常人群中，但室性期前收缩（图 5.5）常提示存在心脏疾病，伴室性期前收缩的大部分人群患心脏疾病风险高于平均水平。对于个别患者，室性期前收缩是预测心脏疾病预后不良的指标。

　　如果减少酒精或咖啡的摄入，期前收缩会消失，只有当期前收缩发作频繁致心脏功能受损时才需要治疗。

异位房性心律

　　心脏电活动起源于心房而不是窦房结时，就会出现"异位房性心律"（图 5.6）。异位房性心律不会引起临床症状，同时常无临床意义。在健康查体中异位房性心律并非罕见。

P 波

　　高尖 P 波可能由右心房肥大引起，同时存在右心室肥大的心电图表现才具有临床意义。单独的 P 波高尖提示三尖瓣狭窄，但这种情况少见。如果患者一般状况良好同时没有异常体征，"高尖"的 P 波可能属于正常。

　　双峰 P 波在无左心室肥大相关的体征时提示二尖瓣狭窄（目前相当罕见），P 波双向同时时限无明显延长常出现在正常心电图的胸前导联。图 5.7 显示了一份正常且无临床症状患者的

ECG
IP

更多二尖瓣
狭窄图例见
《轻松应用
心电图（第6
版）》315 页

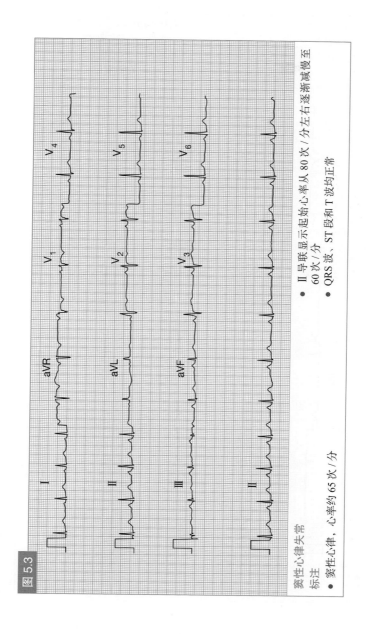

图 5.3

窦性心律失常

标注

窦性心律，心率约 65 次/分

- Ⅱ导联显示起始心率从 80 次/分左右逐渐减慢至 60 次/分
- QRS 波、ST 段和 T 波均正常

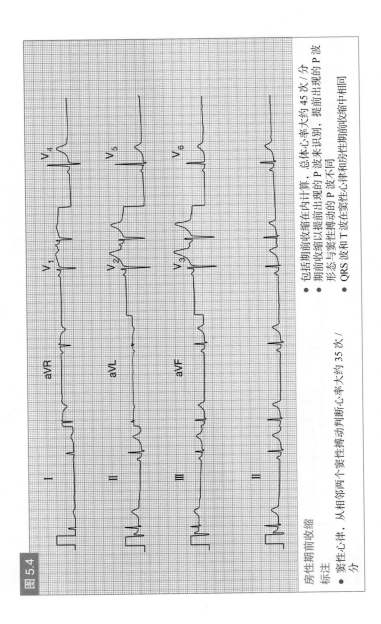

图 5.4 房性期前收缩

标注

- 窦性心律，从相邻两个窦性搏动判断心率大约 35 次 / 分
- 包括期前收缩在内计算，总体心率大约 45 次 / 分
- 期前收缩以提前出现的 P 波来识别，提前出现的 P 波形态与窦性搏动的 P 波不同
- QRS 波和 T 波在窦性心律和房性期前收缩中相同

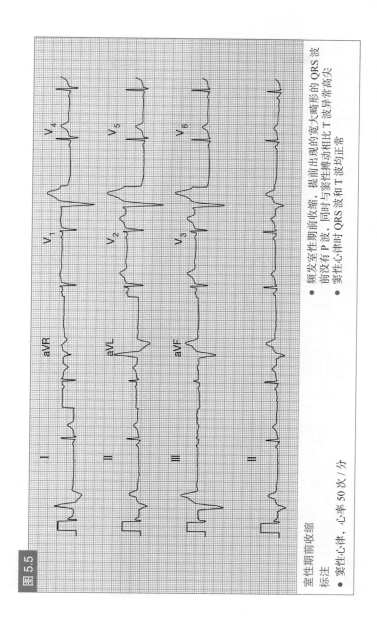

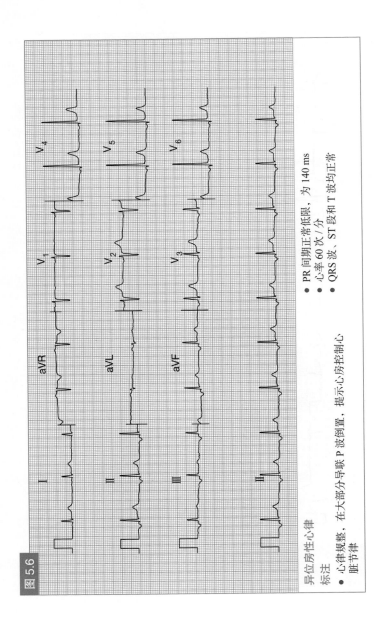

图 5.6

异位房性心律

标注

- 心律规整，在大部分导联 P 波倒置，提示心房控制心脏节律
- PR 间期正常低限，为 140 ms
- 心率 60 次/分
- QRS 波，ST 段和 T 波均正常

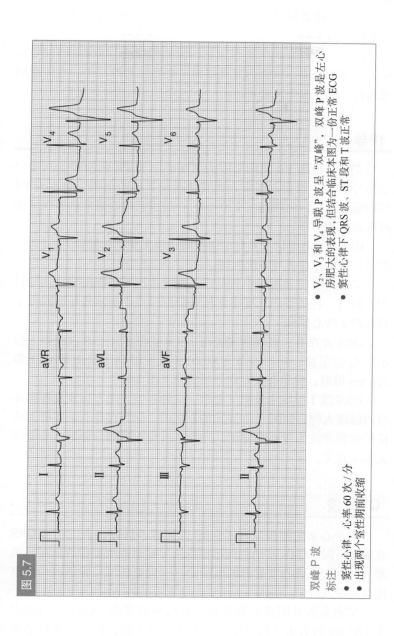

图 5.7

双峰 P 波

标注
- 窦性心律，心率 60 次 / 分
- 出现两个室性期前收缩

- V_2、V_3 和 V_4 导联 P 波呈 "双峰"，双峰 P 波是左心房肥大的表现，但结合临床本图为一份正常 ECG
- 窦性心律下窄 T QRS 波，ST 段和 T 波正常心电图。

同一名患者房性期前收缩的 P 波与窦性心律的 P 波比较，图形不同（图 5.4）。

P 波不一定出现在所有导联，但如果所有导联都没有 P 波，则不是窦性心律，可能为窦性停搏、交界性逸搏心律、心房颤动或患者可能存在高钾血症。

ECG IP
更多高钾血症内容见《轻松应用心电图（第6版）》354 页

传导

正常心电图 PR 间期上限为 220 ms，长 PR 间期提示一度房室传导阻滞。然而，正常人尤其是运动员的心电图，会出现 PR 间期轻度延长，时限超过 220 ms，在缺少其他心脏疾病客观证据时常被认为正常。

图 5.8 心电图记录来自于体检时一位无症状的健康人，PR 间期延长提示存在传导系统疾病。

二度房室传导阻滞中的莫氏 I 型（文氏）可能出现在运动员中，但另一种类型的二度房室传导阻滞和三度房室传导阻滞提示存在器质性心脏病。

QRS 波在 II、III 导联主波向下（S 波深度大于 R 波振幅）提示心电轴左偏，同时在 II 导联 QRS 波主波向下、时限在正常 120 ms 以内，提示存在左前分支阻滞（图 5.9）。

QRS 波 I 导联主波向下提示心电轴右偏。通常出现在瘦高体型的健康人群，如图 5.10 显示的心电图，除非存在右心室肥大的证据或患者发生过心肌梗死，导致左后分支阻滞，否则此心电图无临床意义。

QRS 波

整个心室肌除极应在 120 ms 内完成，这也代表了正常 QRS 波最大时限。QRS 波增宽提示室内传导延迟或束支传导阻滞、预激（见下文）或心室起源的电活动——以上任何一种情况均可出现在正常人群中。

左束支传导阻滞是器质性心脏疾病的征兆。QRS 波时限大于 120 ms 的右束支传导阻滞可见于正常人群，但应当警惕诸如

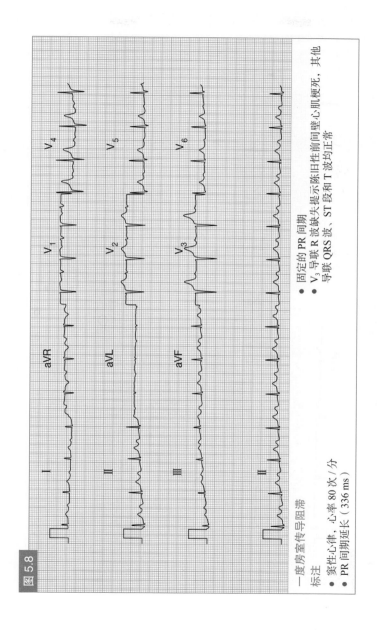

图 5.8

一度房室传导阻滞

标注

- 窦性心律，心率 80 次 / 分
- PR 间期延长（336 ms）
- 固定的 PR 间期
- V₃ 导联 R 波缺失提示陈旧性前间壁心肌梗死，其他导联 QRS 波和 T 波均正常

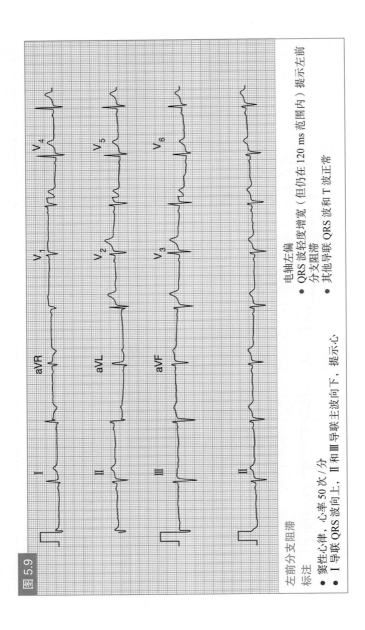

图 5.9

左前分支阻滞

标注
- 窦性心律，心率 50 次／分
- I 导联 QRS 波主波向上，II 和 III 导联主波向下，提示心
- 电轴左偏
- QRS 波轻度增宽（但仍在 120 ms 范围内）提示左前分支阻滞
- 其他导联 QRS 波和 T 波正常

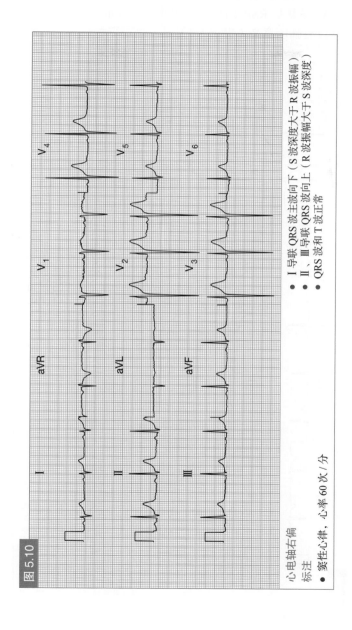

图 5.10

心电轴右偏
标注
● 窦性心律，心率 60 次／分

● Ⅰ导联 QRS 波主波向下（S 波深度大于 R 波振幅）
● Ⅱ，Ⅲ导联 QRS 波向上（R 波振幅大于 S 波深度）
● QRS 波和 T 波正常

房间隔缺损导致的右束支传导阻滞等情况。不完全性右束支传导阻滞（V_1 导联呈 RSR′ 图形但时限小于 120 ms；图 5.11）十分常见且常没有临床意义（提示 5.2）。

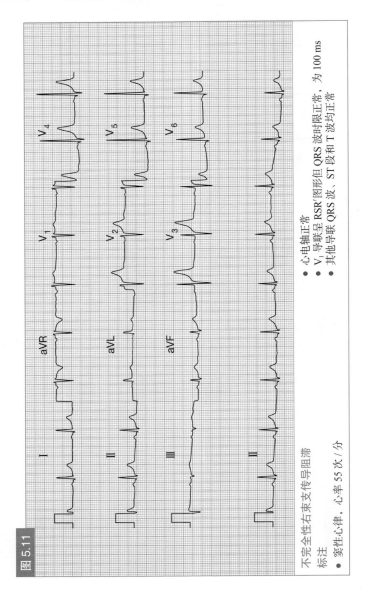

图 5.11 不完全性右束支传导阻滞

标注

- 窦性心律，心率 55 次 / 分
- 心电轴正常
- V_1 导联呈 RSR′ 图形但 QRS 波时限正常，为 100 ms
- 其他导联 QRS 波、ST 段和 T 波均正常

提示 5.2　束支传导阻滞的原因

右束支传导阻滞	左束支传导阻滞
• 正常心脏	• 心肌缺血
• 房间隔缺损和其他先天性疾病	• 主动脉狭窄
• 肺栓塞	• 高血压
	• 心肌病

　　QRS 波振幅增高与心肌厚度相关，但不是诊断心室肥大的特异性指标。

　　右心室肥大 ECG 表现在 V_1 导联以 R 波为主，但除非同时伴有其他 ECG 异常表现（心电轴右偏或 $V_2 \sim V_3$ 导联 T 波倒置），才诊断右心室肥大，单纯 ECG 表现为 V_1 导联 R 波为主，有可能是正常变异（图 5.12）。

ECG IP 更多左心室肥大内容见《轻松应用心电图（第 6 版）》316～327 页

　　左心室肥大的心电图特征是在左胸导联的 QRS 波振幅增高（图 5.13），V_5 或 V_6 导联 R 波振幅超过 25 mm，按照 Sokolow-Lyon 标准，当 V_5 或 V_6 导联 R 波振幅加上 V_1 导联 S 波的深度之和超过 35 mm 即定义为左心室肥大。实际上这些标准是不可靠的，R 波振幅大于 25 mm 也见于肥胖的年轻男性。当高大的 QRS 波同时伴侧壁导联 T 波倒置（第 4 章）方可诊断左心室肥大。有时被称为"劳损"波形，但这种命名在本质上没有临床意义。

　　如果 QRS 波振幅很低，同时检查心电图记录的电压校准正确，QRS 波振幅减低可能由于肥胖、肺气肿、心包积液等原因导致。

　　Q 波是急性 ST 段抬高型心肌梗死发展演变形成的，Q 波也可由于间隔除极形成。在下壁导联和侧壁导联出现的窄的 Q 波（图 5.14），有时甚至很深也可能是完全正常的。

　　Ⅲ导联出现 Q 波但 aVF 导联没有 Q 波可见于正常 ECG，甚至当Ⅲ导联同时伴 T 波倒置（图 5.15）也可能为正常 ECG。上述心电图异常改变可在与患者交谈嘱其深呼吸并反复行心电图检查时消失。

ST 段

　　图 5.16 S 波后的 ST 段上移，被描述成"ST 段抬高"，属于

图 5.12

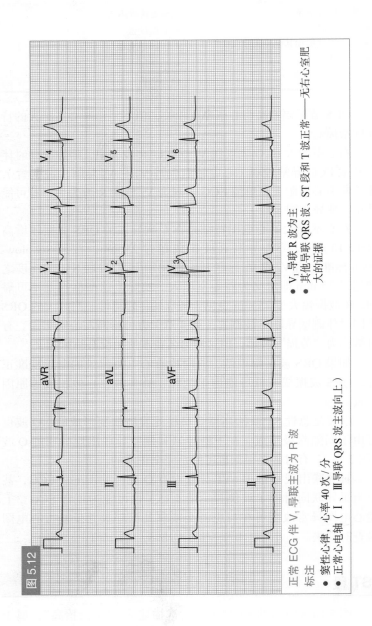

正常 ECG 伴 V₁ 导联主波为 R 波

标注

• 窦性心律，心率 40 次/分
• 正常心电轴（ I 、Ⅲ 导联 QRS 波主波向上 ）
• V₁ 导联 R 波为主
• 其他导联 QRS 波，ST 段和 T 波正常——无右心室肥大的证据

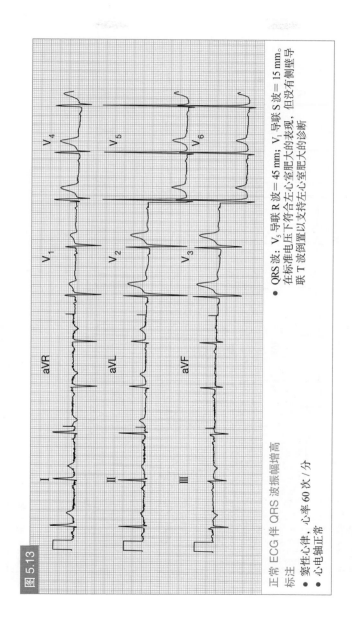

图 5.13

正常 ECG 伴 QRS 波振幅增高

标注

- 窦性心律, 心率 60 次 / 分
- 心电轴正常

- QRS 波: V_5 导联 R 波 = 45 mm; V_1 导联 S 波 = 15 mm。在标准电压下符合左心室肥大的表现, 但没有侧壁导联 T 波倒置以支持左心室肥大的诊断

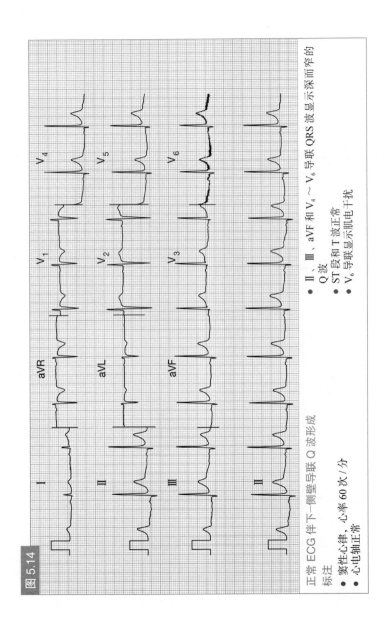

图 5.14

正常 ECG 伴下 - 侧壁导联 Q 波形成

标注

- 窦性心律，心率 60 次 / 分
- 心电轴正常
- Ⅱ，Ⅲ，aVF 和 V₄ ～ V₆ 导联 QRS 波示显而窄的 Q 波
- ST 段和 T 波正常
- V₆ 导联显示肌电干扰

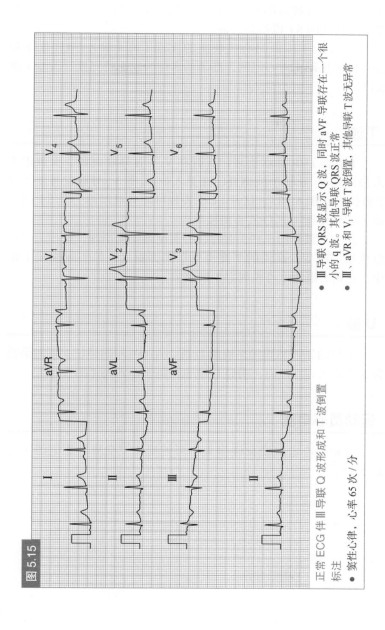

图 5.15

正常 ECG 伴 III 导联 Q 波形成和 T 波倒置

标注

- 窦性心律，心率 65 次/分
- III 导联 QRS 波显示 Q 波，同时 aVF 导联存在一个很小的 q 波。其他导联 QRS 波正常
- III、aVR 和 V₁ 导联 T 波倒置，其他导联 T 波无异常

正常变异，这种波形常见于前壁导联。重要的是需与 ST 段抬高型心肌梗死的 ST 段抬高鉴别。

ST 段水平压低是心肌缺血的表现（第 4 章），但轻度下斜型压低也见于正常心电图，准确的表述为"非特异性"改变（图 5.17）。

T 波

T 波在 aVR 导联倒置，有时在 V_1、Ⅲ 导联倒置。少数正常人会出现 V_2 导联 T 波倒置。在黑人中 V_3 和 V_4 导联也可能出现 T 波倒置（图 5.18）。这种 ECG 表现可能会被误诊为非 ST 段抬高型心肌梗死（非 Q 波心肌梗死）。

高尖 T 波（图 5.19）有时在心肌梗死早期出现，被称为"超急性期"改变。高尖的 T 波也见于高钾血症，但实际临床工作中，正常心电图也可表现为 T 波高尖。

U 波

ECG
IP
更多低钾血症内容见《轻松学习心电图（第6版）》第 354～360 页

平坦的 T 波后跟随平坦的 U 波，伴 QT 间期延长，可能是低钾血症的表现。然而，明显 U 波也可见于正常人（图 5.20）。

运动员心电图

运动员心电图变异性很大，可被视作"变异"心电图（提示 5.3）。

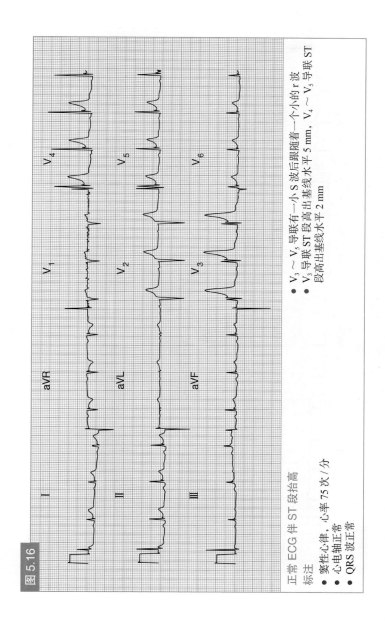

图 5.16

正常 ECG 伴 ST 段抬高

标注
- 窦性心律,心率 75 次 / 分
- 心电轴正常
- QRS 波正常
- $V_3 \sim V_5$ 导联有一小 S 波后跟随着一个小的 r 波
- V_3 导联 ST 段高出基线水平 5 mm, $V_4 \sim V_5$ 导联 ST 段高出基线水平 2 mm

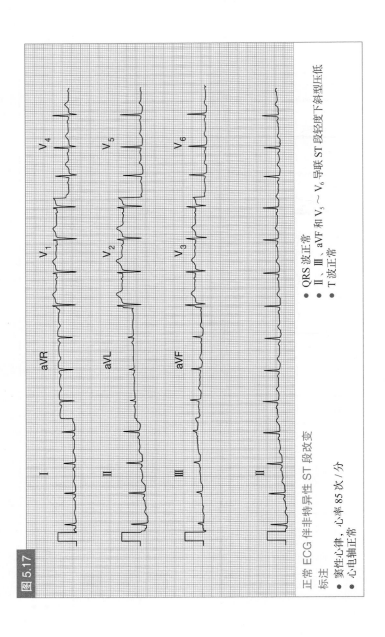

图 5.17

正常 ECG 伴非特异性 ST 段改变

标注

· 窦性心律，心率 85 次/分
· 心电轴正常
· QRS 波正常
· II、III、aVF 和 V$_5$ ～ V$_6$ 导联 ST 段轻度下斜型压低
· T 波正常

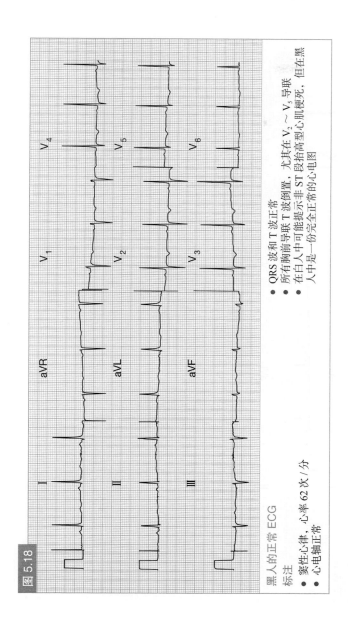

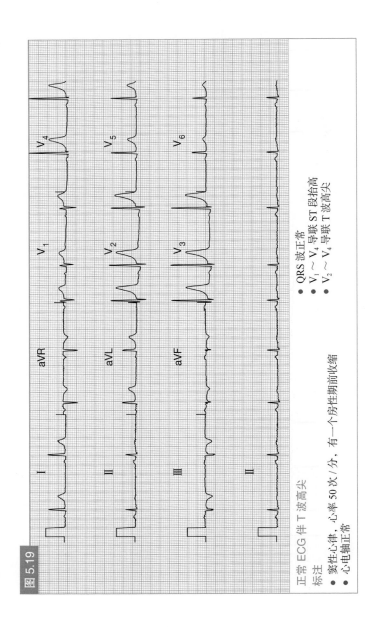

图 5.19

正常 ECG 伴 T 波高尖

标注

• 窦性心律，心率 50 次/分，有一个性房性期前收缩

• 心电轴正常

• QRS 波正常

• $V_1 \sim V_4$ 导联 ST 段抬高

• $V_2 \sim V_4$ 导联 T 波高尖

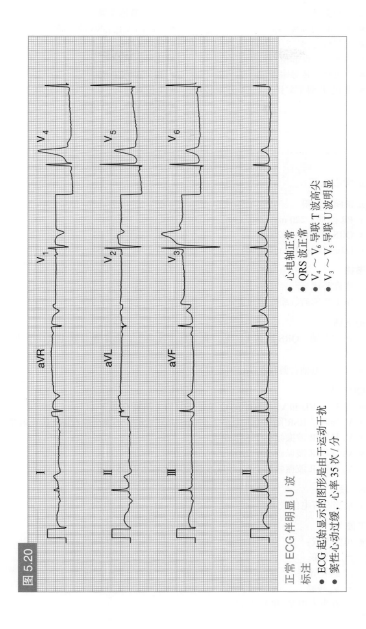

图 5.20

正常 ECG 伴明显 U 波

标注

• ECG 起始显示的图形是由于运动干扰

• 窦性心动过缓，心率 35 次 / 分

• 心电轴正常

• QRS 波正常

• $V_4 \sim V_6$ 导联 T 波高尖

• $V_3 \sim V_5$ 导联 U 波明显

提示 5.3　运动员的 ECG 特征

心律的变异

- 窦性心动过缓
- 交界性心律
- 游走性房性起搏点
- 一度房室传导阻滞
- 莫氏 I 型（文氏）二度房室传导阻滞

ECG 中其他变异

- P 波高尖和 QRS 波增高
- 间隔 Q 波
- 逆钟向转位
- 高尖对称 T 波
- T 波双向
- 侧壁导联 T 波倒置
- U 波明显

牢记

正常心电图

正常间期时限

- PR 间期：220 ms
- QRS 波时限：120 ms
- QTc 间期：450 ms

节律

- 窦性心律
- 室上性期前收缩通常为正常

心电轴

- 正常电轴：QRS 波在 I 、II 、III 导联主波向上；如果 III 导联主波向下也可认为正常
- 轻度心电轴右偏和左偏也属正常

QRS 波

- 在 I 、aVL 和 V$_6$ 导联小的 Q 波是正常的（间隔 Q 波）
- V$_1$ 导联呈 RSR′图形但时限小于 120 ms 是正常的（不完全性右束支传导阻滞）
- V$_1$ 导联 R 波振幅小于 S 波深度
- V$_6$ 导联 R 波振幅小于 25 mm
- V$_6$ 导联 R 波振幅加上 V$_1$ 导联 S 波深度之和小于 35 mm

ST 段

- 应当在等电位线上

T 波

- 可能倒置：
  - III 导联
  - aVR 导联
  - V$_1$ 导联
  - 在黑人中 V$_2$ 和 V$_3$ 导联

胸痛或呼吸困难患者心电图

The ECG in patients with chest pain or breathlessness

胸痛是常见疾病，回顾胸痛患者心电图，需记住除了心肌缺血以外其他引起胸痛的原因（提示 6.1）。

典型的胸痛特征可帮助明确诊断。胸痛放射至牙齿或下颌时可能是心源性；疼痛在吸气时加重可能为胸膜炎或心包炎所致；后背部疼痛可能为心肌缺血或主动脉夹层所致。心电图将帮助区分这些胸痛原因，但并不完全可靠——例如，如果主动脉夹层累及冠状动脉开口就能引起心肌缺血。

提示 6.1   **胸痛原因**

急性胸痛	间歇性胸痛
● 心肌梗死	● 心绞痛
● 肺栓塞	● 食管源性疼痛
● 气胸和其他胸膜疾病	● 肌肉疼痛
● 心包炎	● 非特异性疼痛
● 主动脉夹层	

持续胸痛患者心电图

急性冠脉综合征患者心电图

"急性冠脉综合征"这个术语包涵了由于冠状动脉粥样斑块破裂引起的一系列临床疾病。暴露的斑块中心血栓形成，导致部分或全部动脉血管管腔狭窄或闭塞。急性冠脉综合征包括从静息状态时心绞痛（不稳定型心绞痛）到透壁性心肌梗死，同时也包括由于冠状动脉闭塞导致的猝死。急性冠脉综合征的诊断基于临床表现包括既往冠状动脉疾病病史，心电图动态变化以及生化指标，主要是肌钙蛋白。

如果一位胸痛患者同时存在心电图心肌缺血的表现，但血浆肌钙蛋白水平正常，诊断为不稳定型心绞痛。心肌坏死会引起血浆肌钙蛋白（肌钙蛋白T或肌钙蛋白I）水平升高，高敏感性的化验检查可检测出轻微的升高。按照诊断标准，临床工作中，任何程度的肌钙蛋白升高伴心肌缺血均可诊断心肌梗死。然而，血浆肌钙蛋白水平也能在其他情况时升高，并与胸痛有关（提示6.2）。需要注意，少数心肌梗死导致的胸痛患者在发病12 h内血浆肌钙蛋白仍不升高。

因此心电图是诊断急性冠脉综合征的重要工具。同时心电图也可以区分心肌梗死的两种类型，不同类型的心肌梗死治疗方案是不同的。第一种梗死是伴ST段抬高，被称为"ST段抬高型心肌梗死"或简称"STEMI"，第二种是不伴ST段抬高，被称为"非ST段抬高型心肌梗死"或简称"NSTEMI"。不同点主要是由于STEMI需要立即溶栓或行经皮冠状动脉介入治疗（PCI——血管成形术及支架置入术），临床获益在发病6 h后大幅下降。NSTEMI也需要行PCI但不十分紧急，患者起初可给予肝素、抗

提示6.2 除外急性心肌梗死可引起血浆肌钙蛋白水平升高的常见病因

- 急性肺栓塞
- 急性心包炎
- 急性或严重心力衰竭
- 脓毒血症／休克
- 肾衰竭
- 实验室造成的假阳性，包括异嗜性抗体和类风湿因子

血小板药物及 β 受体阻滞剂治疗。

急性心肌梗死引起的胸痛发病超急性期心电图可能正常，因此对于心肌缺血的胸痛患者应当反复记录心电图，但单纯依靠心电图是不能做出诊断的。

不稳定型心绞痛

不稳定型心绞痛患者胸痛发作时存在 ST 段压低（图 6.1）。一旦疼痛缓解心电图可恢复至正常，如曾发生过心肌梗死则心电图可恢复到无胸痛症状发作前的图形。

ST 段抬高型心肌梗死

在 ST 段抬高型心肌梗死心电图中 ST 段抬高的对应导联与受损心肌相对应：胸前导联对应前壁，aVL 导联和后胸导联对应侧壁，Ⅲ、aVF 导联对应下壁。当至少两个肢体导联 ST 段抬高大于 1 mm（比如 Ⅰ 和 aVL 导联；Ⅲ 和 aVF 导联）或至少两个相邻的连续胸导联 ST 段抬高大于 2 mm，可诊断 ST 段抬高型心肌梗死。如果有新发生的左束支传导阻滞也可诊断为 ST 段抬高型心肌梗死。

立即 PCI 治疗或溶栓治疗可能挽救濒临坏死心肌从而不形成 Q 波。然而，一段时间后，通常在一天左右，ST 段回落至基线水平，受影响的导联 T 波倒置、Q 波形成（第 88 页）。梗死后一旦 Q 波形成和 T 波倒置，心电图的改变是不可逆的。如果前壁导联 ST 段持续抬高要怀疑左心室室壁瘤形成的可能。

图 6.2 至图 6.5 示前壁心肌梗死的不同患者从症状开始随着时间延长而出现的心电图动态演变。

通过一份无 Q 波形成、前壁导联 R 波减低的心电图也可做出陈旧性前壁心肌梗死的诊断（图 6.6）。这些心电图变化必须与慢性肺部疾病相区别，慢性肺部疾病 ECG 特征性改变是 V$_6$ 导联深的 S 波形成，有时被称为"顺钟向转位"，因为心脏转位使右室占据了心前区大部分，从心底部看转位为顺钟向（图 6.7）。

图 6.8 至图 6.10 记录了一位患者从胸痛发病开始数小时至数天后的心电图动态演变，这些心电图显示了下壁心肌梗死的几种类型。图 6.8 所示为一份典型的急性下壁 ST 段抬高型心肌梗死图形，同时伴有 aVL 导联 T 波倒置。数天后（图 6.9）Ⅲ、aVF

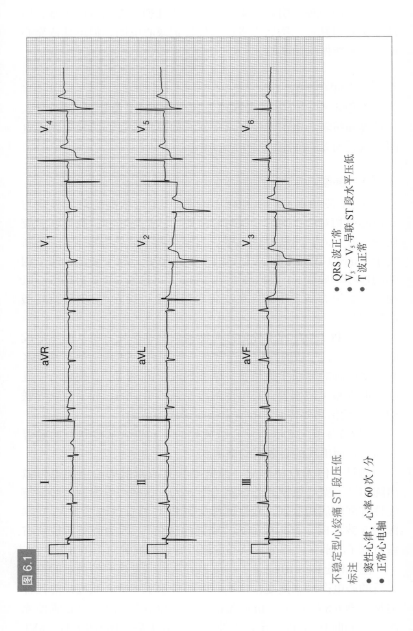

图 6.1

不稳定型心绞痛 ST 段压低

标注

- 窦性心律，心率 60 次／分
- 正常心电轴
- QRS 波正常
- V₃～V₅ 导联 ST 段水平压低
- T 波正常

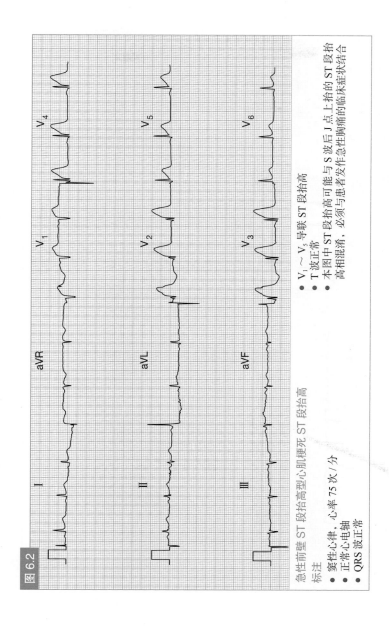

图 6.2

急性前壁 ST 段抬高型心肌梗死 ST 段抬高

标注

• 窦性心律，心率 75 次 / 分
• 正常心电轴
• QRS 波正常
• V₁～V₅ 导联 ST 段抬高
• T 波正常
• 本图中 ST 段抬高可能与 S 波后 J 点上抬的 ST 段抬高相混淆，必须与患者发作急性胸痛的临床症状结合

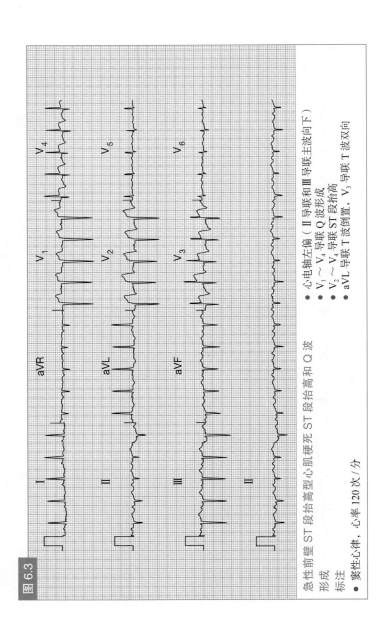

图 6.3

急性前壁 ST 段抬高型心肌梗死 ST 段抬高 Q 波形成

标注
- 窦性心律，心率 120 次 / 分
- 心电轴左偏（Ⅱ 导联和 Ⅲ 导联主波向下）
- V₁ ~ V₄ 导联 Q 波形成
- V₂ ~ V₄ 导联 ST 段抬高
- aVL 导联 T 波倒置，V₃ 导联 T 波双向

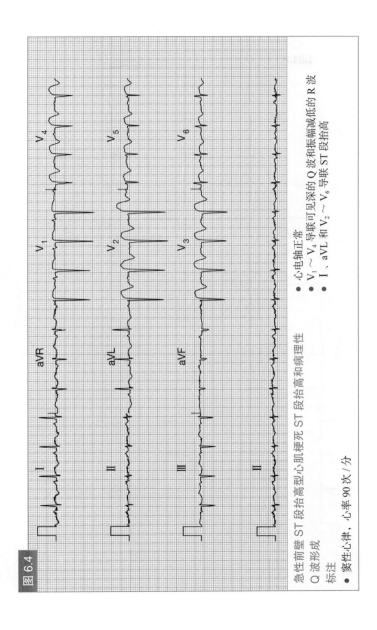

图 6.4

急性前壁 ST 段抬高型心肌梗死 ST 段抬高和病理性 Q 波形成

标注

- 窦性心律，心率 90 次 / 分
- 心电轴正常
- $V_1 \sim V_4$ 导联可见深的 Q 波和振幅减低的 R 波
- I、aVL 和 $V_2 \sim V_6$ 导联 ST 段抬高

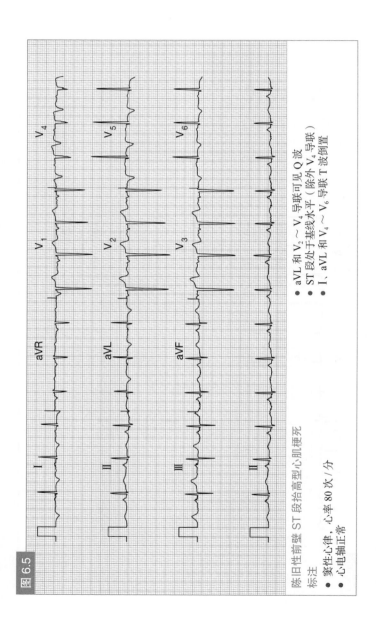

图 6.5

陈旧性前壁 ST 段抬高型心肌梗死

标注
- 窦性心律，心率 80 次 / 分
- 心电轴正常

- aVL 和 V₂ ~ V₄ 导联可见 Q 波
- ST 段处于基线水平（除外 V₄ 导联）
- I，aVL 和 V₄ ~ V₆ 导联 T 波倒置

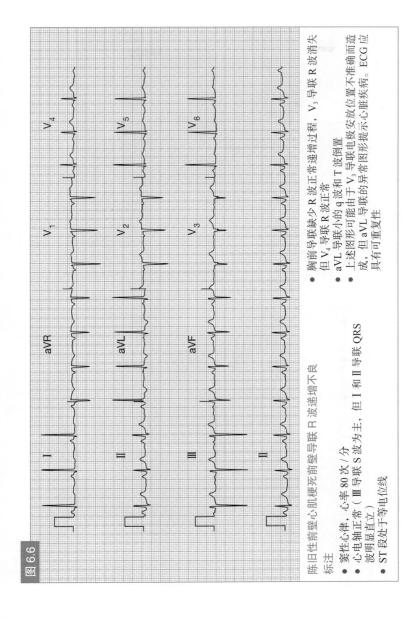

图 6.6

陈旧性前壁心肌梗死前壁导联 R 波递增不良

标注

- 窦性心律，心率 80 次/分
- 心电轴正常（III 导联 S 波为主，但 I 和 II 导联 QRS 波明显直立）
- ST 段处于等电位线

- 胸前导联缺少 R 波正常递增过程，V₃ 导联 R 波消失但 V₄ 导联 R 波正常
- aVL 导联小的 q 波和 T 波倒置
- 上述图形可能由于 V₃ 导联电极安放位置不准确而造成，但 aVL 导联的异常图形提示心脏疾病。ECG 应具有可重复性

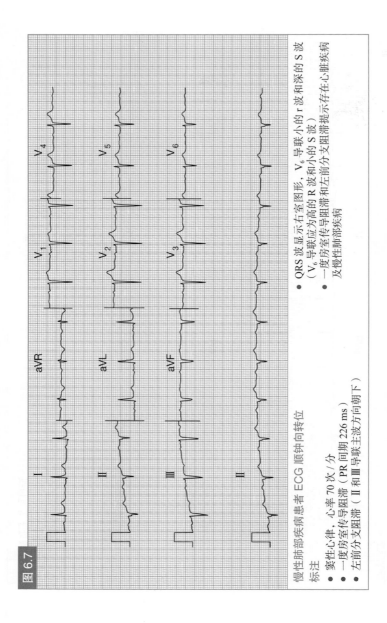

图 6.7

慢性肺部疾病患者 ECG 顺钟向转位

标注
- 窦性心律，心率 70 次 / 分
- 一度房室传导阻滞（PR 间期 226 ms）
- 左前分支阻滞（II 和 III 导联主波方向朝下）

- QRS 波显示示右室图形，V₆ 导联小的 r 波和深的 S 波
  （V₆ 导联应为高的 R 波和小的 S 波）
- 一度房室传导阻滞和左前分支阻滞提示存在心脏病
  及慢性肺部疾病

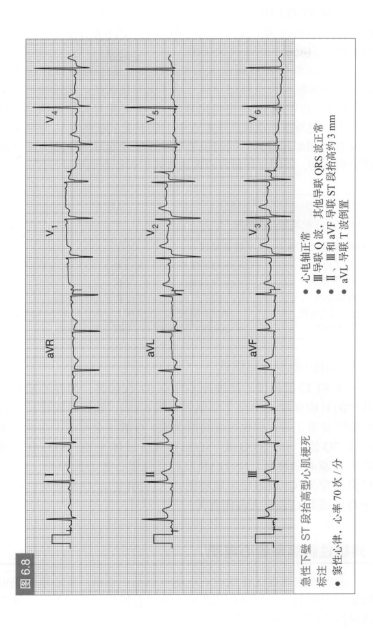

图 6.8

急性下壁 ST 段抬高型心肌梗死

标注
- 窦性心律，心率 70 次 / 分
- 心电轴正常
- Ⅲ导联 Q 波，其他导联 QRS 波正常
- Ⅱ、Ⅲ和 aVF 导联 ST 段抬高约 3 mm
- aVL 导联 T 波倒置

导联 Q 波形成，ST 段几乎回落至基线，aVL 导联 T 波直立。在急性下壁 ST 段抬高型心肌梗死发病急性期，传导阻滞是很常见的，例如图 6.10 为二度房室传导阻滞，系图 6.8 所示患者数小时后心电监护记录到的心律长条图。

当梗死部位发展到左室后壁，Q 波就能够通过放置在患者背部的胸导联探查电极记录到。由于无对抗前壁心肌除极的向量（图 6.11）在常规 ECG 中将出现 V_1 导联主波为 R 波的图形，这种图形一定与在肺动脉高压患者中（见下文）看到的 V_1 导联主波为 R 波的图形相鉴别，同时也要与存在正常变异的主波为 R 波的图形相鉴别，不同之处最好根据患者病史和检查结果进行区分。

牢记	
急性 ST 段抬高型心肌梗死	
心电图演变过程	**梗死部位**
1. 正常 ECG	• 前壁心肌梗死：一般改变在 V_3～V_4 导联，但也经常表现在 V_2～V_5 导联
2. ST 段抬高	
3. Q 波出现	• 下壁心肌梗死：改变在 Ⅲ 和 aVF 导联
4. ST 段正常化	• 侧壁心肌梗死：改变在 Ⅰ、aVL 和 V_5～V_6 导联
5. T 波倒置	• 正后壁心肌梗死：V_1 导联主波为 R 波

非 ST 段抬高型心肌梗死

非 ST 段抬高型心肌梗死不伴有 ST 段抬高，但在心肌损伤部位的对应导联会出现 T 波倒置（图 6.12）。随着时间延长 T 波可能恢复至正常，但也可能持续倒置。Q 波不会形成，由此用来区分"Q 波"和"非 Q 波"心肌梗死。总体来说，STEMI 发展成为 Q 波心肌梗死，NSTEMI 发展成为非 Q 波心肌梗死，然而，目前治疗（PCI 或溶栓）能够阻止 STEMI 患者 Q 波形成，故区分 Q 波或非 Q 波已无临床意义。

间歇性胸痛患者心电图

心绞痛患者在无症状时心电图可以是正常的，但心电图仍可以显示出陈旧性心肌梗死的图形。由于食管疾病或肌肉疾病或非特异性原因引起疼痛的胸痛患者心电图也可能正常。

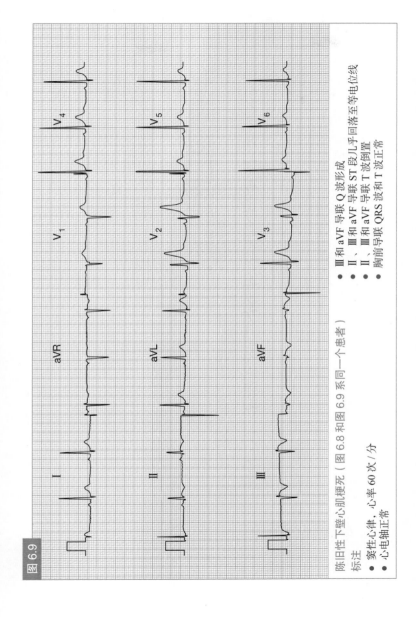

图 6.9

陈旧性下壁心肌梗死（图 6.8 和图 6.9 系同一个患者）

标注

- 窦性心律，心率 60 次 / 分
- 心电轴正常
- Ⅲ和 aVF 导联 Q 波形成
- Ⅱ、Ⅲ和 aVF 导联 ST 段儿平回落至等电位线
- Ⅱ、Ⅲ和 aVF 导联 T 波倒置
- 胸前导联 QRS 波和 T 波正常

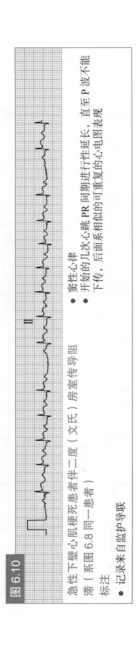

图 6.10

急性下壁心肌梗死患者伴二度（文氏）房室传导阻滞（系图 6.8 同一患者）

标注
- 记录来自监护导联
- 窦性心律
- 开始的几次心跳 PR 间期进行性延长，直至 P 波不能下传，后面系相似的可重复的心电图表现

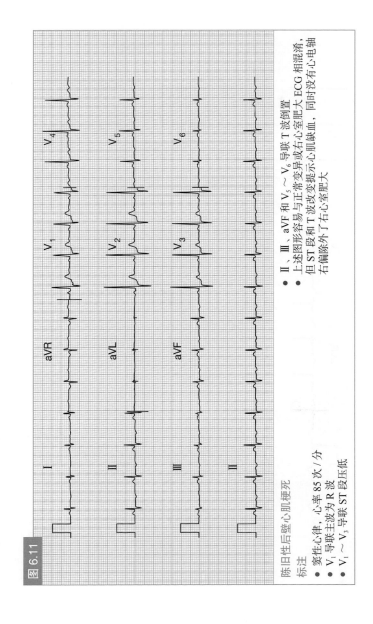

图 6.11

陈旧性后壁心肌梗死

标注

- 窦性心律，心率 85 次 / 分
- V₁ 导联主波为 R 波
- V₁ ∼ V₃ 导联 ST 段压低
- II、III、aVF 和 V₅ ∼ V₆ 导联 T 波倒置
- 上述图形容易与正常变异或右室肥大 ECG 相混淆，但 ST 段和 T 波改变提示心肌缺血，同时没有心电轴右偏除外了右室心肥大

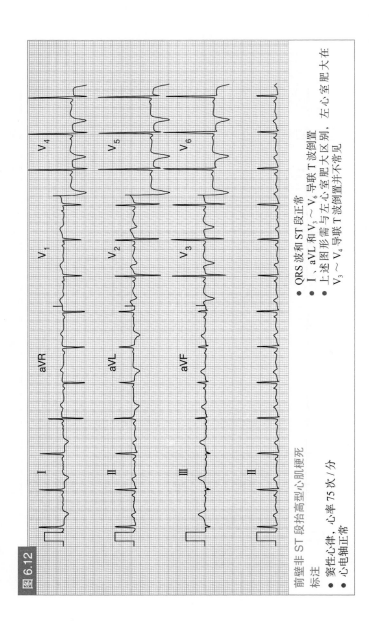

图 6.12

前壁非 ST 段抬高型心肌梗死

标注

- 窦性心律，心率 75 次 / 分
- 心电轴正常
- QRS 波和 ST 段正常
- I，aVL 和 $V_3 \sim V_6$ 导联 T 波倒置
- 上述图形需与左心室肥大区别，左心室肥大在 $V_3 \sim V_4$ 导联 T 波倒置并不常见

心绞痛患者典型的心电图改变为 ST 段压低，但当心绞痛由于血管痉挛引起时 ST 段会抬高（变异型心绞痛）。如果心绞痛诊断存在疑问，运动可诱发心电图改变。运动试验的敏感性低于负荷超声心动图，目前已被替代（一些心脏病专家认为可直接被冠状动脉造影替代）。然而，运动试验在显示患者的耐受性方面仍发挥着重要作用，同时可发现是何原因限制了患者的活动耐量。运动试验与冠状动脉造影相比有很大的优势：它是一项无创检查，而冠状动脉造影检查发现的冠状动脉病变并不一定意味着该病变会引起患者症状。

运动试验可以在跑步机上或自行车上进行，前者较普遍用于英国。记录静息状态下的 ECG，运动量在 3 min 内逐渐增加。最常用的是采用 Bruce 设计的方案（表 6.1）。两个最低的阶段（改良的 Bruce 方案）——均为 2.7 千米 / 小时的速度，在 0% ～ 5% 坡度，用于运动耐量明显受限的患者。

更多运动试验内容见《轻松应用心电图 (第6版)》290 ～ 306 页

在每一阶段结束时记录心率、血压和 12 导联心电图。运动继续进行直到患者要求停止，但如果患者出现收缩压下降大于 20 mmHg 或心率下降大于 10 次 / 分，需提前终止试验。如果患者出现胸痛和任一导联 ST 段压低 2 mm 以上或没有胸痛症状但任一导联 ST 段压低 3 mm 以上，试验也需提前终止。发生心脏传导障碍或心律失常时也需立即停止试验。

如果出现 ST 段水平压低至少 2 mm 可明确诊断心肌缺血。如果 ST 段上斜型压低可能不存在心肌缺血。图 6.13 和图 6.14 显示了患者静息状态和运动后诱发心绞痛的心电图。

表 6.1 Bruce 方案

分级	速度（千米 / 小时）	速度（英里 / 小时）	坡度（%）
01	2.7	1.7	0
02	2.7	1.7	5
1	2.7	1.7	10
2	4.0	2.5	12
3	5.4	3.4	14
4	6.7	4.2	16
5	8.0	5.0	18

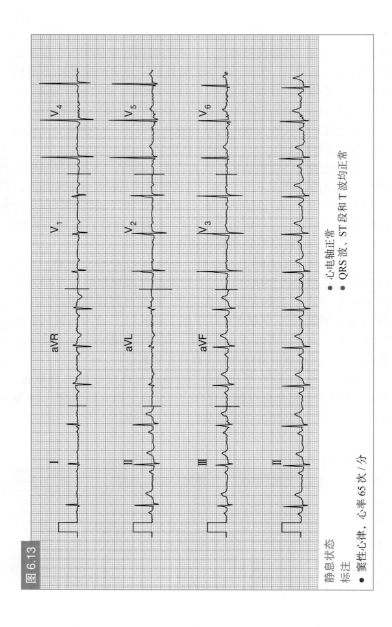

图 6.13

静息状态

标注

- 窦性心律，心率 65 次 / 分
- 心电轴正常
- QRS 波、ST 段和 T 波均正常

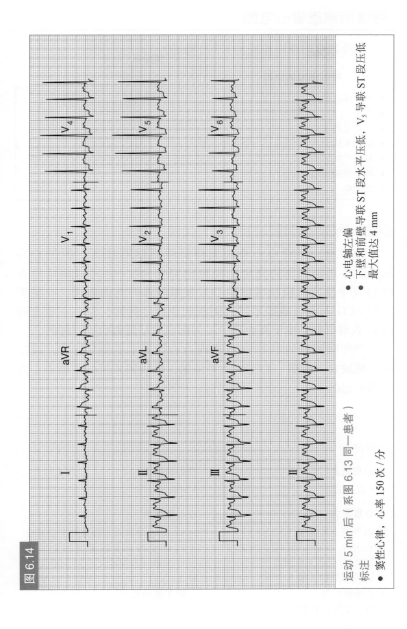

图 6.14

运动 5 min 后（系图 6.13 同一患者）

标注

• 窦性心律，心率 150 次 / 分

• 心电轴左偏

• 下壁和前壁导联 ST 段水平压低，V₅ 导联 ST 段压低最大值达 4 mm

呼吸困难患者心电图

呼吸困难的原因如提示 6.3 所概述。

提示 6.3　**呼吸困难的原因**

- 缺乏体育锻炼
- 肥胖
- 心力衰竭
- 肺部疾病
- 贫血
- 神经肌肉疾病
- 胸壁痛

心脏疾病引起的呼吸困难

需注意，尽管心力衰竭无特征性的 ECG 图形，但是心力衰竭也不可能表现为完全正常的 ECG——如一位呼吸困难患者 ECG 完全正常，应当考虑除心力衰竭以外的其他原因。心脏扩大的 ECG 表现可能提示呼吸困难的原因。例如，左心室肥大的 ECG 表现可能是由于高血压、二尖瓣或主动脉瓣疾病引起的。

当呼吸困难的患者 ECG 表现为心律失常或传导异常，或存在心肌缺血，心房、心室肥大等证据，呼吸困难可能是由于心力衰竭引起的。

牢记

心脏肥大

右心房肥大

- P 波高尖

左心房肥大

- P 波增宽

右心室肥大

- V_1 导联上高 R 波
- V_1 和 V_2 导联 T 波倒置，有时在 V_3 甚至 V_4 导联 T 波倒置
- V_6 导联深的 S 波
- 心电轴右偏
- 有时出现右束支传导阻滞

左心室肥大

- V_5 或 V_6 导联 R 波振幅大于 25 mm
- V_5 或 V_6 导联 R 波振幅加上 V_1 或 V_2 导联 S 波深度大于 35 mm
- I 、aVL、V_5 ～ V_6 导联有时 V_4 导联 T 波倒置

肺部疾病引起的呼吸困难

肺栓塞

肺栓塞的患者常同时出现胸痛和呼吸困难。尽管肺栓塞典型的胸痛表现应是单侧和胸膜疼痛，但当大片栓子脱落侵袭肺动脉主干时可能会引起类似于急性心肌梗死样疼痛。肺动脉高压的患者常出现呼吸困难但无胸痛症状。

肺栓塞患者 ECG 通常出现窦性心动过速，并无其他异常表现（图 6.15），故 ECG 不是诊断肺栓塞的有效工具。然而，新出现的右束支传导阻滞或右心室肥大的改变（心电轴右偏、V_1 导联 R 波为主、$V_1 \sim V_3$ 导联 T 波倒置）将支持肺栓塞的诊断。如果患者发展成为持续性肺动脉高压，右心室肥大的心电图表现将持续存在。

通常将 S1Q3T3 图形（即心电轴右偏伴 I 导联出现明显的 S 波，III 导联 Q 波同时 T 波倒置）作为肺栓塞的标志（图 6.15 显示了心电轴右偏伴 I 导联明显 S 波和III 导联 T 波倒置）。实际上，它并不是一个特异性标志，除非在重复记录中反复出现。

ECG IP 更多肺栓塞内容见《轻松应用心电图（第6版）》267～271页

牢记

肺栓塞

可能出现的 ECG 图形包括：

- 正常 ECG 伴窦性心动过速
- 高尖 P 波
- 心电轴右偏
- 右束支传导阻滞
- V_1 导联 R 波为主（即 R 波大于 S 波）
- $V_1 \sim V_3$ 导联 T 波倒置
- V_6 导联深的 S 波
- 心电轴右偏（I 导联 S 波），加上III 导联 Q 波同时 T 波倒置

慢性肺部疾病

慢性阻塞性肺疾病、肺间质纤维化和其他先天性肺部疾病常不引起严重肺动脉高压的心电图改变，但有可能出现心电轴右偏伴心脏顺钟向转位（图 6.16）。这是因为右室占据了比平常更多的心前区位置，心脏发生了转位。

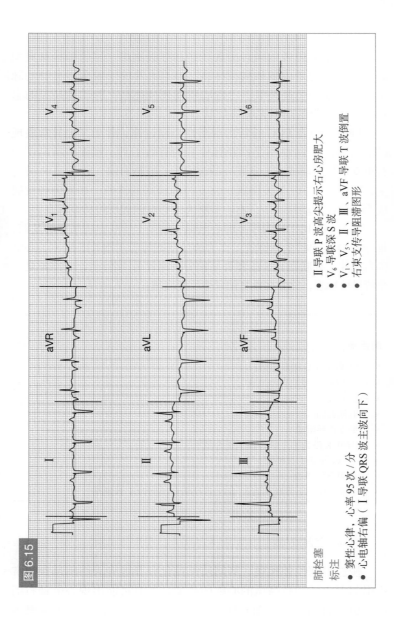

图 6.15

肺栓塞

标注

- 窦性心律，心率 95 次/分
- 心电轴右偏（Ⅰ 导联 QRS 波主波向下）
- Ⅱ 导联 P 波高尖提示右心房肥大
- V₆ 导联深 S 波
- V₁、V₅、Ⅱ、Ⅲ、aVF 导联 T 波倒置
- 右束支传导阻滞图形

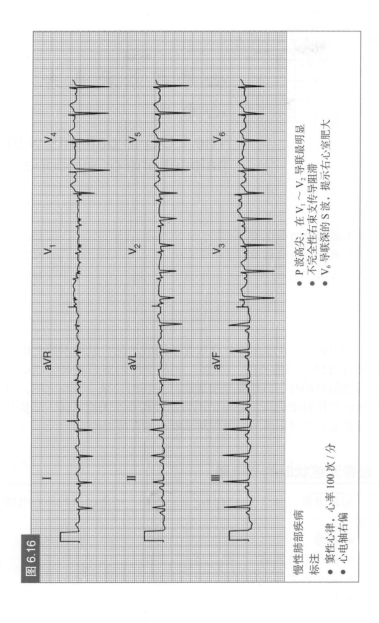

图 6.16

I aVR V1 V4
II aVL V2 V5
III aVF V3 V6

慢性肺部疾病

标注
- 窦性心律，心率 100 次 / 分
- 心电轴右偏

- P 波高尖，在 V1 ~ V2 导联最明显
- 不完全性右束支传导阻滞
- V6 导联深的 S 波，提示右心室肥大

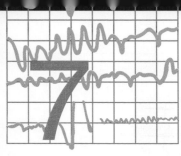

7

心悸或晕厥患者心电图

The ECG in patients with palpitations or syncope

"心悸"在不同人群中意味着不同的情况，但从本质上讲心悸是自身感觉到的心跳。"晕厥"是指突然的意识丧失。能确定心源性晕厥的唯一方法是当患者症状发作时记录一份心电图，但是症状发作时能记录到心电图的可能性很小。无论如何，即使是在患者无症状时记录的心电图对诊断也是有帮助的。

患者无症状时的心电图

如果患者一般状况良好时记录心电图，可能做出四种心电图诊断：

- 正常
- 提示心脏疾病
- 提示阵发性心动过速
- 提示晕厥由心动过缓导致

正常心电图

症状可能不是由心脏疾病引起——患者可能患有癫痫或其他疾病。然而，一份正常心电图不能排除阵发性心律失常的可能，患者对症状的描述可能很关键。例如，患者发病与运动、贫血或焦虑相关，心悸症状逐渐发作且逐渐缓解，可能为窦性心动过速。阵发性室上性心动过速为突然发病，突然终止，常无任何诱因。24 h 动态心电图，例如 Holter 技术能记录到疾病发作时的心电图（图 7.1）。

提示心脏疾病

显著的 T 波倒置可能提示左室高电压或左束支传导阻滞（可能由于主动脉瓣狭窄引起）；亦可能提示右室高电压（可能由于肺动脉高压引起）。年轻人不太可能患有冠状动脉疾病，图 7.2 提示肥厚型心肌病，其临床可表现为心律失常、晕厥和猝死。

提示阵发性心动过速

预激综合征

PR 间期缩短（＜ 120 ms），宽大畸形的 QRS 波提示 Wolff-Parkinson-White（WPW）综合征。短 PR 间期、QRS 波正常提示 Lown-Ganong-Levine（LGL）综合征。在这两种情况下异常通道绕过房室结形成短 PR 间期。

在 WPW 综合征中，异常通道连接心房和心室，QRS 波变宽，起始部出现一个向上的顿挫。在 A 型 WPW 综合征中，通道位于左侧连接左房和左室，V$_1$ 导联以 R 波为主（图 7.3；另外一个例子见图 3.28）。这可能容易和右心室肥大混淆。不常见的异常通道位于右侧，连接右房和右室，这被称为 B 型 WPW 综合征（图 7.4）。其 V$_1$ 导联不以 R 波为主而是出现一深的 S 波，同时前壁导联 T 波倒置。宽 QRS 波形在两种 WPW 综合征类型中均可见到，可能被误诊为左束支传导阻滞，尽管左束支传导阻滞 QRS 波存在特征性的 "M" 图形而 WPW 综合征并不会出现这种特征性图形。

在 LGL 综合征中异常通道连接的是心房到希氏束，因此表现为短 PR 间期，但 QRS 波是窄的（图 7.5）。

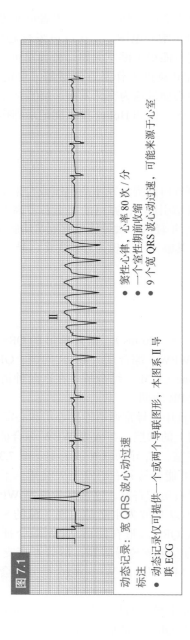

图7.1

动态记录：宽QRS波心动过速
标注
- 动态记录仪可提供一个或两个导联图形，本图系Ⅱ导联ECG

- 窦性心律，心率80次/分
- 一个室性期前收缩
- 9个宽QRS波心动过速，可能来源于心室

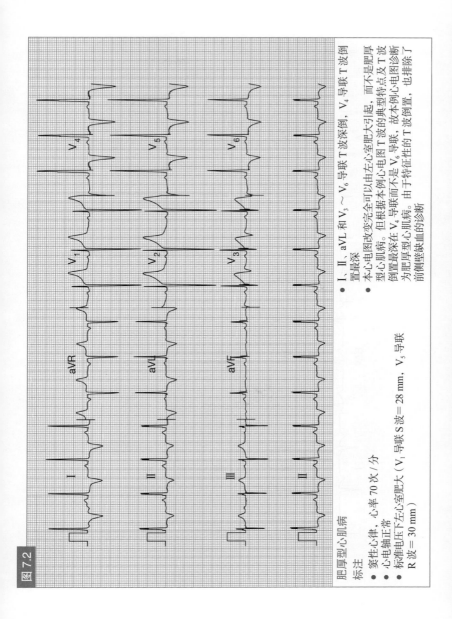

图 7.2

肥厚型心肌病

标注

- 窦性心律，心率 70 次 / 分
- 心电轴正常
- 标准电压下左心室肥大（V_1 导联 S 波 = 28 mm，V_5 导联 R 波 = 30 mm）

- I，II，aVL 和 $V_3 \sim V_6$ 导联 T 波深倒，V_4 导联 T 波倒置最深
- 本心电图改变完全可以由左心室肥大引起，而不是肥厚型心肌病。但根据本例心电图 T 波的典型特点及 T 波倒置最深在 V_4 导联而不是 V_6 导联，故本例心电图诊断为肥厚型心肌病。由于特征性的 T 波倒置，也排除了前间壁缺血的诊断

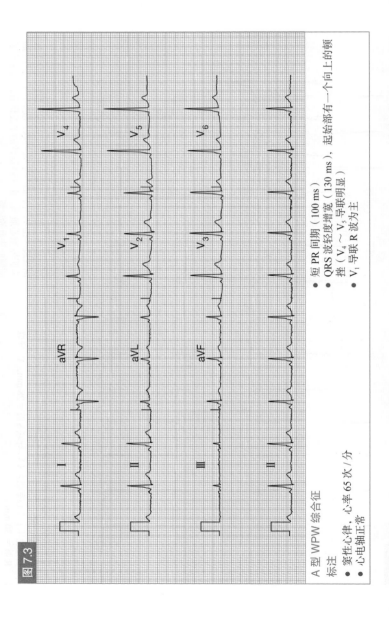

图 7.3

A 型 WPW 综合征

标注
- 窦性心律，心率 65 次 / 分
- 心电轴正常

- 短 PR 间期（100 ms）
- QRS 波轻度增宽（130 ms），起始部有一个向上的顿挫（V₄ ～ V₅ 导联明显）
- V₁ 导联 R 波为主

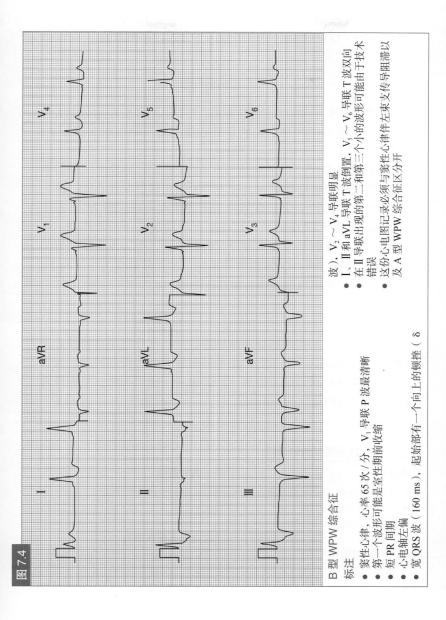

图 7.4

B 型 WPW 综合征

标注

- 窦性心律，心率 65 次 / 分，V₁ 导联是室性期前收缩
- 第一个波形可能是室性期前收缩
- 短 PR 间期
- 心电轴左偏
- 宽 QRS 波（160 ms），起始部有一个向上的顿挫（δ 波），V₂ ~ V₄ 导联明显
- I, II 和 aVL 导联 T 波倒置，V₅ ~ V₆ 导联 T 波双向
- 在 II 导联出现的第二和第三个小的波形可能由于技术错误
- 这份心电图记录必须与窦性心律伴左束支传导阻滞以及 A 型 WPW 综合征区分开

长 QT 间期

QT 间期是随心率（也随性别和时间）变化而变化的。校正的 QT 间期（QTc 间期）是应用 Bazett 公式计算出来的：

$$QTc = \frac{QT}{\sqrt{R\text{-}R\text{ 间期}}}$$

QTc 间期长于 450 ms 是异常的。QT 间期延长可能是先天性的，但大多数由于药物，特别是抗心律失常药物引起（提示 7.1 和图 7.6）。

无论何种原因 QTc 间期达 500 ms 或更长时易发生一种特殊类型的阵发性室性心动过速，称为"尖端扭转型室性心动过速"，这种室性心动过速会引起典型的临床症状或猝死。图 7.7 显示了一位患者的连续 ECG 记录，这位患者应用抗心律失常药物，在监护时发生心室颤动。在心脏停搏前几秒钟，患者发生了短暂的宽 QRS 波心动过速，QRS 波主波是向上的，然后变为主波向下。这是典型的尖端扭转型室性心动过速图形。

窦房结疾病

窦房结疾病被称为病态窦房结综合征，常导致不良窦性心动过缓但通常无症状（图 7.8）。也可同时伴有各种传导问题、逸搏心律、阵发性心动过速（提示 7.2）。患者可能以头晕、晕厥或阵发性心动过速的症状为主诉。

提示 7.1　**QT 间期延长的原因**

先天性	**其他药物**
● Jervell-Lange-Nielson 综合征	● 三环类抗抑郁药
● Romano-Ward 综合征	● 红霉素
● 其他一些遗传异常疾病	
	血浆电解质紊乱
抗心律失常药物	● 低钾血症
● 普鲁卡因胺	● 低镁血症
● 丙吡胺	● 低钙血症
● 胺碘酮	
● 索他洛尔	

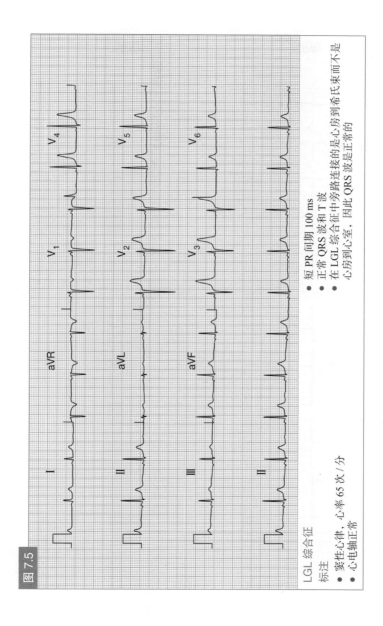

图 7.5

LGL 综合征

标注
- 窦性心律，心率 65 次 / 分
- 心电轴正常

- 短 PR 间期 100 ms
- 正常 QRS 波和 T 波
- 在 LGL 综合征中旁路连接的是心房到希氏束而不是心房到心室，因此 QRS 波是正常的

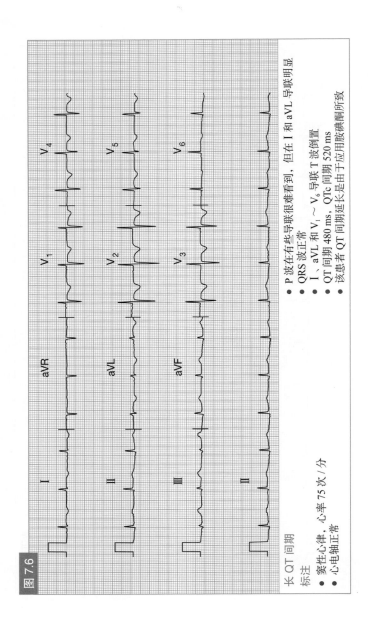

图 7.6

长 QT 间期

标注

- 窦性心律，心率 75 次 / 分
- 心电轴正常
- P 波在有些导联很难看到，但在 I 和 aVL 导联明显
- QRS 波正常
- I、aVL 和 $V_1 \sim V_6$ 导联 T 波倒置
- QT 间期 480 ms，QTc 间期 520 ms
- 该患者 QT 间期延长是由于应用胺碘酮所致

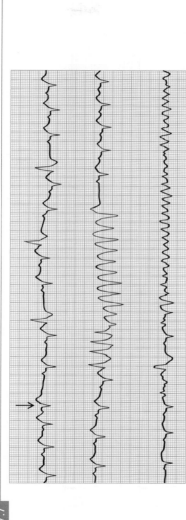

图 7.7

尖端扭转型室性心动过速和心室颤动

标注

- 三份心律条形图是连续记录的
- 基础节律为窦性心律，心率约 100 次 / 分
- 最上面的长条条形图有一个室上性期前收缩（箭头指示）
- 中间一份长条条形图有一串宽 QRS 波心动过速，起初 4

个 QRS 波主波向上，此后主波向下——这是尖端扭转型室性心动过速的典型表现

- 最下面的长条条形图出现单个室性期前收缩后诱发心室颤动
- 在这份长记录中未见明显的长 QT 间期——QT 间期最好在 12 导联 ECG 中测量

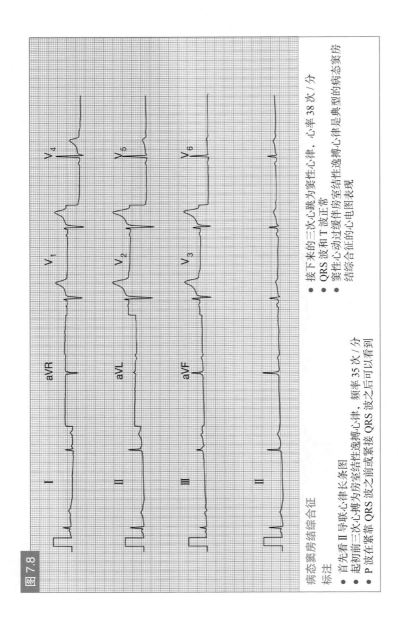

图 7.8

病态窦房结综合征

标注
- 首先看 II 导联心律长条图
- 起初前三次心搏为窦结性逸搏心律，频率 35 次 / 分
- P 波在紧靠 QRS 波之前或紧接 QRS 波之后可以看到
- 接下来的三次心跳为窦性心律，心率 38 次 / 分
- QRS 波和 T 波正常
- 窦性心动过缓伴房室结性逸搏心律是典型的病态窦房结综合征的心电图表现

提示 7.2　与病态窦房结综合征相关的心脏节律

- 不良窦性心动过缓
- 窦性心律的突然变化
- 窦性停搏
- 心房静止
- 房室交界性逸搏心律
- 交界性心动过速与交界性逸搏交替

提示晕厥由心动过缓导致

以头晕为主诉的健康受试者中，无临床症状时的静息 ECG 可能表现为心电轴偏移、病态窦房结综合征、任何类型的心脏传导阻滞。一度房室传导阻滞、二度文氏（莫氏 I 型）房室传导阻滞和束支传导阻滞本身并不需要治疗，或者这些传导阻滞的组合，例如一度房室传导阻滞伴束支传导阻滞（图 7.9）、双束支传导阻滞（左前分支阻滞伴右束支传导阻滞，图 7.10）也不需要治疗。然而，这些组合也可能与高度房室传导阻滞相关，可考虑行动态心电图检查以监测是否间断发生二度或三度房室传导阻滞。

在二度房室传导阻滞（莫氏 II 型，2∶1 房室传导阻滞或 3∶1 房室传导阻滞）或完全性（三度）房室传导阻滞的患者中，由于心率慢很可能发生头晕或晕厥，建议心脏起搏治疗而不需要首先进行动态心电图记录。

需要注意的是心脏传导阻滞的根本原因，如提示 7.3 所概述。

患者有症状时的心电图

阵发性心动过速

从患者症状不可能区分出期前收缩或阵发性心动过速是来源于室上性还是室性——尽管阵发性室性心动过速比阵发性室上性心动过速引起头晕或晕厥症状的可能性大。

在阵发性心动过速时，心率常快于 160 次 / 分——相比之下窦性心动过速时心率很少快于 140 次 / 分。阵发性心动过速 QRS 波可能是窄的也可能是宽的。

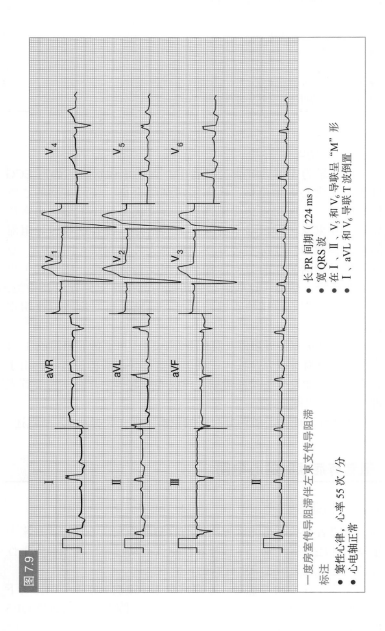

图 7.9

一度房室传导阻滞伴左束支传导阻滞

标注
- 窦性心律，心率 55 次 / 分
- 心电轴正常
- 长 PR 间期（224 ms）
- 宽 QRS 波
- 在 I、II、V₅ 和 V₆ 导联呈 "M" 形
- I、aVL 和 V₆ 导联 T 波倒置

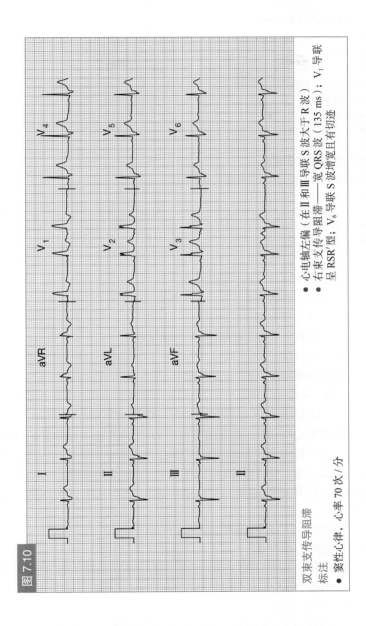

图 7.10

双束支传导阻滞

标注
- 窦性心律，心率 70 次 / 分
- 心电轴左偏（在 II 和 III 导联 S 波大于 R 波）
- 右束支传导阻滞——宽 QRS 波（135 ms）；V₁ 导联呈 RSR'型；V₆ 导联 S 波增宽且有切迹

提示 7.3　心脏传导阻滞的原因

一度和二度房室传导阻滞

- 迷走神经张力增高
- 运动员
- 急性心肌炎
- 缺血性心脏疾病
- 低钾血症
- 地高辛
- β 受体阻滞剂

完全性房室传导阻滞

- 特发性的（传导组织纤维化）
- 先天性的
- 缺血性心脏疾病
- 主动脉瓣狭窄
- 手术及创伤

窄 QRS 波心动过速可能提示：

- 窦性心动过速
- 房性心动过速
- 交界性（房室结折返性）心动过速
- 心房扑动
- 心房颤动
- WPW 综合征

室上性节律的 ECG 特征总结见 168 页"牢记"内容。

鉴别窄 QRS 波心动过速的简单方法是压迫颈动脉窦，同时记录 ECG。压迫颈动脉窦可使窦性心动过速心率减慢；房性和交界性心动过速、由于预激形成的心动过速可能被终止；心房扑动的房室传导比例增加；对心房颤动心室率几乎没有影响（见第 67 页）。

宽 QRS 波心动过速可能提示：

- 室性心动过速
- 任何类型室上性心动过速（除外窦性心律）伴束支传导阻滞
- WPW 综合征

宽 QRS 波心动过速的 ECG 特征总结见下面"牢记"内容。

牢记

室性心律

- 通常来讲，室性心律为宽 QRS 波（> 120 ms）；与窦性心律相比存在心电轴的变化；异常 T 波。
- 室性期前收缩
  - 早的 QRS 波
  - 无 P 波
  - QRS 波宽（> 120 ms）
  - 异常的 QRS 波形
  - 异常的 T 波
  - 下一个 P 波按时出现
- 加速性室性自搏心律
  - 无 P 波
  - QRS 波频率小于 120 次 / 分
- 室性心动过速
  - 无 P 波
  - QRS 波频率大于 160 次 / 分
- 心室颤动
  - 观察患者临床症状而不是 ECG

很难区分宽 QRS 波心动过速是室上性心动过速伴束支传导阻滞还是室性心动过速，但 169 页"牢记"的内容可能有所帮助。

图 7.11 显示了室性心动过速的 ECG 特点——心电轴左偏，QRS 波宽度 180 ms，同时胸前导联 QRS 波均向上。

间歇性心动过缓

无论何种心脏节律导致的间歇性心动过缓，如果心率足够慢均能导致头晕、晕厥症状。一位心率 40 次 / 分的窦性心律的运动员可能是完全健康的，但对于一位老年人无论任何原因导致心率低于 60 次 / 分，可能出现头晕症状。

缓慢的心率可由二度或三度心脏传导阻滞（38 ～ 41 页）引起，或由于"停搏"（窦房结不能正常发放电活动）引起，这种现象见于病态窦房结综合征。图 7.12 显示了一位病态窦房结综合征患者的动态心电图记录，患者由于存在 3.5 s 的窦性停搏而诉头晕。

对于有症状的心动过缓，药物治疗是无效的，需行永久性心

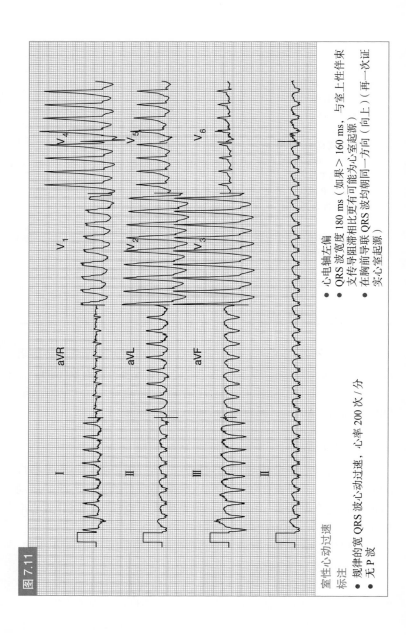

图 7.11

室性心动过速

标注
- 规律的宽 QRS 波心动过速，心率 200 次 / 分
- 无 P 波

- 心电轴左偏
- QRS 波宽度 180 ms（如果 > 160 ms，更可能为心室起源）支传导阻滞相比更有可能为心室起源
- 在胸前导联 QRS 波均朝同一方向（向上）（再一次证实心室起源）与室上性伴束

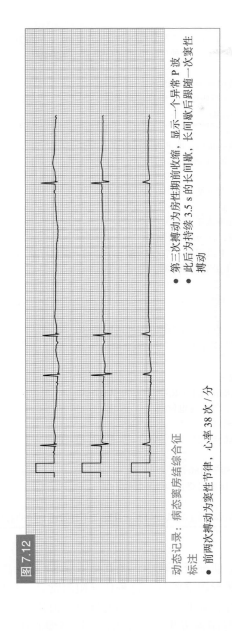

图 7.12

动态记录：*病态窦房结综合征*

标注

- 前两次搏动为窦性节律，心率 38 次／分

- 第三次搏动为房性期前收缩，显示一个异常 P 波
- 此后为持续 3.5 s 的长间歇，长间歇后跟随一次窦性搏动

牢记

室上性心律

- 通常来讲，室上性心律为窄 QRS 波（＜120 ms），除外伴束支传导阻滞和 WPW 综合征，以上两种情况可见宽 QRS 波
- 窦性心律
  - 每个 P 波引起一个 QRS 波
  - P-P 间期随呼吸变化（窦性心律不齐）
- 室上性期前收缩
  - 早的 QRS 波
  - 无 P 波或异常形态的 P 波（房性）
  - 窄的和正常的 QRS 波
  - 正常的 T 波
  - 下一个 P 波重整
- 房性心动过速
  - QRS 波频率大于 150 次 / 分
  - 异常 P 波，常为短 PR 间期
  - 通常每个 P 波引起一个 QRS 波，但有时 P 波频率在 200 ～ 240 次 / 分时发生 2：1 房室传导阻滞。
- 心房扑动
  - F 波频率 300 次 / 分
  - 锯齿形
  - 2：1、3：1 或 4：1 房室传导阻滞
  - 压迫颈动脉窦，房室传导比例会增加
- 心房颤动
  - 节律不规则
  - 没有治疗的情况下 QRS 波频率大于 160 次 / 分，但也可能小于 160 次 / 分
  - P 波消失，没有等电位线
- 房室结折返性（交界性）心动过速
  - 通常被不恰当地称为"SVT"（室上性心动过速）
  - 无 P 波
  - 频率在 150 ～ 180 次 / 分
  - 压迫颈动脉窦可终止而恢复窦性心律
- 逸搏心律
  - 具有心动过缓及上述其他特征，需除外不伴逸搏心律的心房颤动

脏起搏治疗。

在急性心肌梗死患者中，尤其是下壁 ST 段抬高型心肌梗死，完全性房室传导阻滞常见。这种传导阻滞常是一过性的，不需要心脏起搏治疗，除非是由于心率慢导致了血流动力学障碍。当完全性房室传导阻滞发生在前壁 ST 段抬高型心肌梗死患者中时，

宽 QRS 波心动过速

- 当看到一份急性心肌梗死患者的心电图，宽 QRS 波形很有可能来源于心室
- 与窦性心律时心电图比较（如果可能），可观察窦性心律时是否存在束支传导阻滞
- 设法识别 P 波
- 右束支传导阻滞伴心电轴左偏常提示心室问题
- 十分宽的 QRS 波（ > 160 ms ）通常提示室性心动过速
- 同向性——如果胸前导联 QRS 波形均向上或向下为室性心动过速
- 不规则的宽 QRS 波心律很有可能为心房颤动伴束支传导阻滞或心房颤动伴WPW 综合征（危险的组合）

考虑大量心肌已经受损，需要临时心脏起搏治疗。

起搏心电图

起搏器发放一次微小的脉冲电流代替窦房结或受阻滞的希氏束功能，起搏器复杂的设计使其能够模拟正常心脏传导功能。

起搏器功能可通过体表心电图判读。大部分现代起搏器功能可感知自身心房和（或）心室的电活动，同时起搏心房和（或）心室。起搏器的工作模式用 3 ～ 4 个字母代表：

1. 第一个字母代表起搏的心腔（A 代表起搏右房，V 代表起搏右室，D 代表同时起搏右房和右室）。

2. 第二个字母代表感知的心腔（A、V 或 D）。

3. 第三个字母代表起搏器感知心脏电活动后的反应方式（A、V 或 D 起搏，I 代表抑制型即感知心脏自身激动后起搏器工作受到抑制暂不发放脉冲刺激）。

4. 第四个字母（R）代表频率应答功能。

"VVI" 代表起搏器起搏和感知右室。当感知不到自身电活动时，起搏器激动右室；当感知到自身电活动时，起搏器抑制发放起搏脉冲。ECG 如图 7.13 所示。

"AAI" 代表起搏器只有一根心房电极导线，起搏和感知心房（图 7.14）。如果未感知到自身心房电活动，起搏器将激动心房；当感知到自身心房电活动，起搏器抑制发放起搏脉冲。

"DDD" 代表起搏器存在心房和心室两根电极导线，同时起

图 7.13

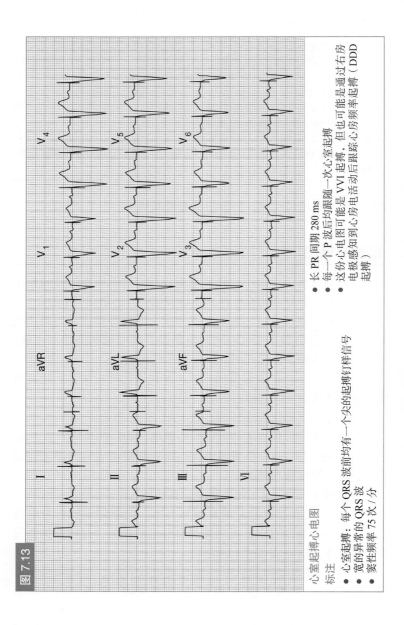

心室起搏心电图

标注
- 心室起搏：每个 QRS 波前均有一个尖的起搏钉样信号
- 宽的异常的 QRS 波
- 窦性频率 75 次/分

- 长 PR 间期 280 ms
- 每一个 P 波后均跟随一次心室起搏
- 这份心电图可能是 VVI 起搏，但也可能是通过右房电极感知到心房电活动后跟踪心房频率起搏（DDD 起搏）

图 7.14

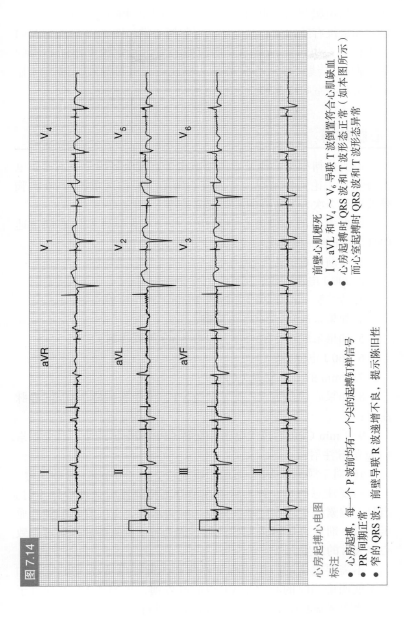

心房起搏心电图

标注
- 心房起搏，每一个 P 波前均有一个尖的起搏钉样信号
- PR 间期正常
- 窄的 QRS 波，前壁导联 R 波递增不良，提示陈旧性

前壁心肌梗死
- I，aVL 和 V₄ ~ V₆ 导联 T 波倒置符合心肌缺血
- 心房起搏时 QRS 波和 T 波形态正常（如本图所示）而心室起搏时 QRS 波和 T 波形态异常

搏和感知两个心腔。如果在预先设定的间期内未感知到心房电活动，心房电极将发放脉冲起搏心房。最大的 PR 间期也可预先设定，如果没有感知到心室电活动将起搏心室。图 7.13 可能为 VVI 工作模式，也可能是感知心房起搏心室，心室频率跟随心房频率。胸部 X 线可显示心脏植入一根或两根电极导线。图 7.15 显示心房和心室顺序起搏。

心脏停搏

心脏停搏根据心律是否需要电击（直流电复律）或不需要电击分类。无论何种情况，首先应立即给予心前区重击和 30 次胸外按压和 2 次人工通气的心肺复苏治疗。

需要电击的心律为心室颤动（VF）和无脉性室性心动过速（VT）。任何一种情况均按照以下步骤进行：

1. 心前区重击；

2. 200 J 电击一次；

3. 持续胸外按压 30∶2 持续 2 min，然后检查心律；

4. 如果未成功，360 J 电除颤；

5. 如果未成功，给予肾上腺素 1 mg 静脉注射；

6. 360 J 电除颤；

7. 2 min 的心肺复苏（CPR）；

8. 如果心律仍为 VF 或无脉性 VT，给予胺碘酮 300 mg 静脉注射；

9. 2 min CPR 后再次电击，交替 CPR 和电击前给予肾上腺素 1 mg 静脉注射；

10. 对于顽固性 VF，可给予硫酸镁 2 g（8 mmol）静脉注射。

需要注意的是，肾上腺素在治疗心搏骤停时只能静脉注射。当肾上腺素用于治疗过敏性休克（喉头水肿、支气管痉挛和低血压）时，剂量为 0.5 mg 肌内注射，因为肾上腺素静脉注射可导致心律失常的发生。

不需要电击的心律为心脏停搏和无脉性电活动（PEA）。如果不能明确当时的心律是 VF 或心脏停搏，可当作 VF 处理直至三次除颤观察心律变化。按照如下步骤进行：

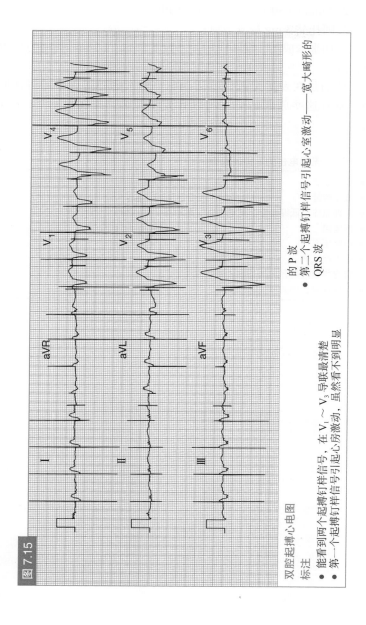

图 7.15

双腔起搏心电图
标注
- 能看到两个起搏钉样信号，在 $V_1 \sim V_3$ 导联最清楚
- 第一个起搏钉样信号引起心房激动，虽然看不到明显的 P 波
- 第二个起搏钉样信号引起心室激动——宽大畸形的 QRS 波

1. 肾上腺素 1 mg 静脉注射；

2. 2 min 的 30 : 2 心肺复苏（CPR）；

3. 阿托品 3 mg 静脉注射；

4. 如果未成功，继续应用肾上腺素 1 mg 与 2 min 周期的 CPR 交替进行。

特别是在发生无脉性电活动时，要考虑心搏骤停的可逆原因，所有这些原因的英文均以 H 或 T 开头，并在提示 7.4 中列出。

提示 7.4　无需电击的心律的原因

- 组织缺氧
- 低血容量
- 高钾血症、低钾血症、低钙血症、酸中毒、低血糖
- 低体温
- 心脏压塞
- 张力性气胸
- 有毒物质过量，包括药物
- 血栓栓塞，例如肺栓塞

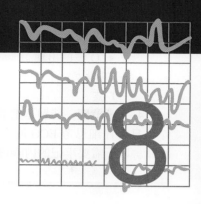

自我测验
Now test yourself

读者学习至此，应该能够识别常见的 ECG 图形。作为本书的最后一章，提供了 10 例患者的 12 导联 ECG 供读者分析。但不要忽视两件重要事情：第一，每份 ECG 均来自于患者，因此 ECG 诊断必须与患者临床情况联系起来；第二，除非你准备根据 ECG 结果采取某些措施，否则记录和分析 ECG 没有临床意义。这也是本书的姊妹篇《轻松解读心电图（第 4 版）》（150 ECG Problems）的主题。

当报告一份 ECG 时，需要牢记：

1. ECG 是简单的。

2. 一份 ECG 报告包含两部分——一是描述，二是诊断。

3. 仔细观察每个导联，每次按照以下相同的顺序描述 ECG：

   – 频率和节律

   – 传导

   – 如果是窦性心律，描述 PR 间期

   – 心电轴

   – QRS 波

     ● 时限

     ● R 波和 S 波的振幅

- Q 波的出现
  - ST 段
  - T 波

4. 正常范围，特别是正常 ECG 中哪些导联可见 T 波倒置。

只有仔细思考 ECG 波形每个方面和患者病史后，才能做出诊断。以下需要牢记的内容可能会对诊断有所帮助。

牢记

心电图应观察什么

1. 节律和传导：
   - 窦性心律或部分早期心律失常
   - 一度、二度或三度房室传导阻滞的证据
   - 束支传导阻滞的证据
2. P 波异常
   - 高尖——右心房肥大
   - 有切迹，增宽——左心房肥大
3. 心电轴
   - 心电轴右偏—— I 导联 QRS 波主波向下
   - 心电轴左偏—— II 和 III 导联 QRS 波主波向下
4. QRS 波
   - 宽度
     - 如果增宽，为室性起源，束支传导阻滞或 WPW 综合征
   - 高度
     - 右心室肥大时，V_1 导联上有高 R 波
     - 左心室肥大时，V_6 导联上有高 R 波
   - 移行导联
     - 胸前导联 R 波和 S 波相等（常为 V_3 和 V_4 导联）

- 顺钟向转位（ V_6 导联持续 S 波）提示慢性肺疾病
- Q 波
  - ? 间隔除极
  - ? 梗死
5. ST 段
   - 急性心肌梗死和心包炎 ST 段抬高
   - 在心肌缺血或服用地高辛后 ST 段压低
6. T 波
   - 高血钾时高尖
   - 低血钾时低平和延长
   - 倒置
     - 在一些导联属正常情况
     - 缺血
     - 梗死
     - 左心室 / 右心室肥大
     - 肺栓塞（在 $V_1 \sim V_3$ 导联可以倒置）
     - 束支传导阻滞
7. U 波
   - 可见于正常人
   - 低钾血症

牢记

传导障碍

一度房室传导阻滞

- 每个 P 波后跟随一个 QRS 波
- PR 间期 > 200 ms

二度房室传导阻滞

- 文氏现象（莫氏 I 型）：PR 间期逐渐延长，直至一个 P 波不能下传至心室，周而复始
- 莫氏 II 型：部分 P 波不能下传至心室
- 2 : 1（或 3 : 1）传导阻滞：两个（或三个）P 波下传一个 QRS 波，P 波节律正常

三度（完全性）房室传导阻滞

- P 波与 QRS 波无关
- 通常 QRS 波增宽
- QRS 波频率常 < 50 次 / 分
- 部分为窄 QRS 波，频率为 50 ~ 60 次 / 分

右束支传导阻滞

- QRS 波时限 > 120 ms
- RSR′ 波形
- V_1 导联常可见 R′ 波为主波
- V_1 导联 T 波倒置，有时在 V_2 和 V_3 导联也可见到
- V_6 导联可见深而宽的 S 波

左前分支阻滞

- 心电轴显著左偏——在 II 和 III 导联可见深 S 波，通常伴有轻度增宽的 QRS 波

左束支传导阻滞

- QRS 波时限 > 120 ms
- V_6 导联呈 M 型，有时 V_4 和 V_5 导联也可见到
- 无间隔 Q 波
- 在 I、aVL、V_5 和 V_6 导联 T 波倒置，有时在 V_4 导联也可见到

双束支传导阻滞

- 左前分支阻滞合并右束支传导阻滞（见上述）

牢记

心电轴偏离的原因

心电轴右偏

- 正常变异——瘦高体型的人
- 右心室肥大
- 侧壁心肌梗死——梗死周围阻滞
- 右位心或右 / 左上肢导联接反
- WPW 综合征
- 左后分支阻滞

心电轴左偏

- 左前分支阻滞
- WPW 综合征
- 下壁心肌梗死——梗死周围阻滞
- 室性心动过速

牢记

ECG 图形的理解

P：QRS 波的比例不是 1：1

如果我们不能看到每个 P 波后跟随 QRS 波，则需要考虑以下问题：

- 如果 P 波确实存在但不易辨认，注意观察 II 导联和 V_1 导联
- 如果 QRS 波不规则，则可能是心房颤动，看似像 P 波的图形实际上并非 P 波
- 如果 QRS 波频率快且没有 P 波，则宽 QRS 波提示室性心动过速，窄 QRS 波提示交界性（房室结性）心动过速
- 如果 QRS 波频率慢，则应考虑逸搏心律

宽 QRS 波（> 120 ms）

宽 QRS 波特征有：

- 窦性心律合并束支传导阻滞
- 窦性心律合并 WPW 综合征
- 室性期前收缩（早搏）
- 室性心动过速
- 完全性房室传导阻滞

Q 波

- I、aVL 和 V_6 导联出现小 Q 波（间隔 Q 波）是正常的
- III 导联有 Q 波而 aVF 导联无 Q 波属正常变异
- 如果 Q 波在一个以上导联表现为时限 > 40 ms、深度 > 2 mm，则提示心肌梗死
- III 导联有 Q 波而 aVF 导联无 Q 波，且伴有心电轴右偏，可能提示肺栓塞
- 有 Q 波的导联提示心肌梗死的部位

P：QRS 波的比例高于 1：1

如果在 ECG 中见到的 P 波多于 QRS 波，应考虑以下情况：

- 如果 F 波频率为 300 次 / 分，则为心房扑动
- 如果 P 波频率为 150 ~ 200 次 / 分，则可见两个 P 波后跟随一个 QRS 波，则该节律为房性心动过速伴房室传导阻滞
- 如果 P 波频率正常（即 60 ~ 100 次 / 分），并存在 2：1 传导阻滞，则该节律为窦性心律伴二度房室传导阻滞
- 如果每一次心搏的 PR 间期均不相等，则可能是完全性（三度）房室传导阻滞

ST 段压低

- 地高辛效应：ST 段下斜型压低
- 缺血：ST 段水平型压低

T 波倒置

- III、aVR、V_1 导联 T 波倒置正常，在黑人 T 波倒置也可见于 V_2 ~ V_3 导联
- 室性心律
- 束支传导阻滞
- 心肌梗死
- 右心室或左心室肥大
- WPW 综合征

心电图临床情景描述

下面提供的心电图（ECG 1 ~ 10）并没有特定的次序，相似的心电图均已在本书前面部分描述过。每份心电图均有一段简短的临床情景描述，它们的描述和诊断在下文提供。

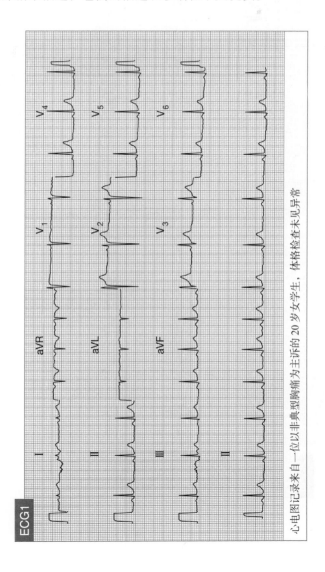

ECG1

心电图记录来自一位以非典型胸痛为主诉的 20 岁女学生、体格检查未见异常

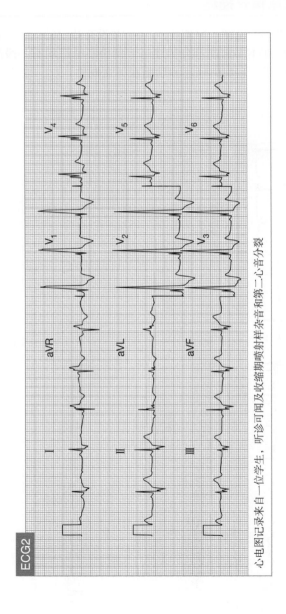

ECG2

心电图记录来自一位学生，听诊可闻及收缩期喷射样杂音和第二心音分裂

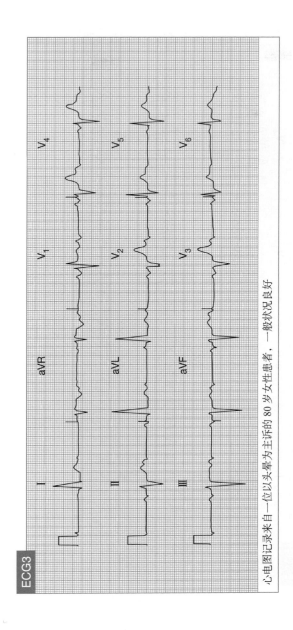

ECG3

心电图记录来自一位以头晕为主诉的 80 岁女性患者，一般状况良好

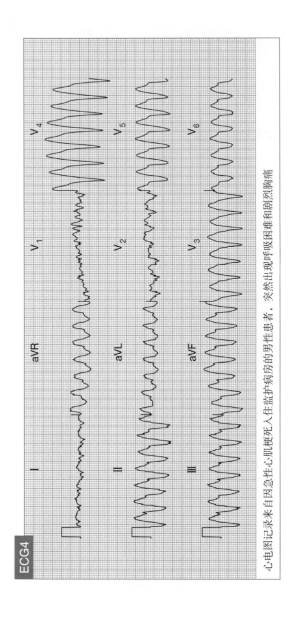

ECG4

心电图记录来自因急性心肌梗死入住监护病房的男性患者，突然出现呼吸困难和剧烈胸痛

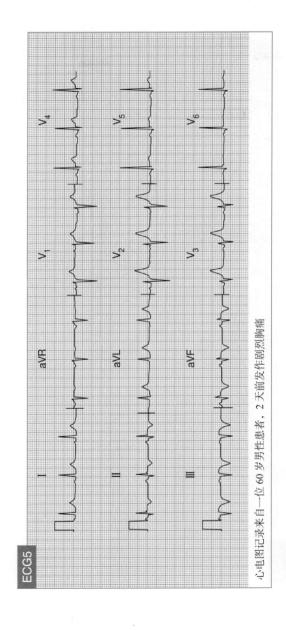

ECG5

心电图记录来自一位 60 岁男性患者，2 天前发作剧烈胸痛

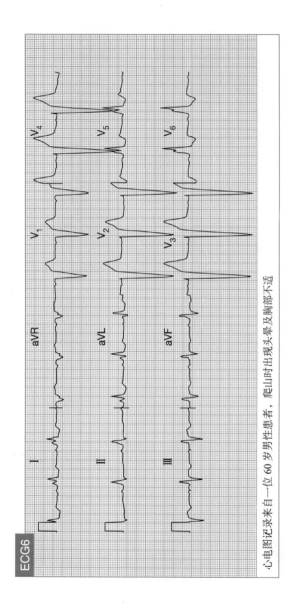

ECG6

心电图记录来自一位 60 岁男性患者，爬山时出现头晕及胸部不适

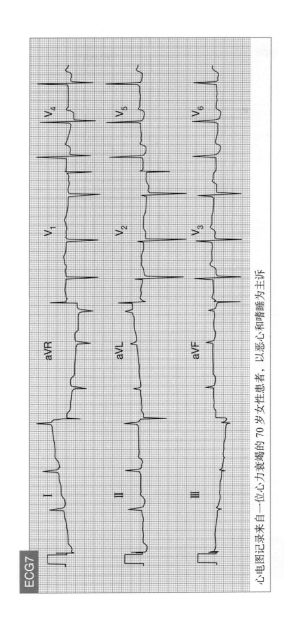

ECG7

心电图记录来自一位心力衰竭的 70 岁女性患者，以恶心和嗜睡为主诉

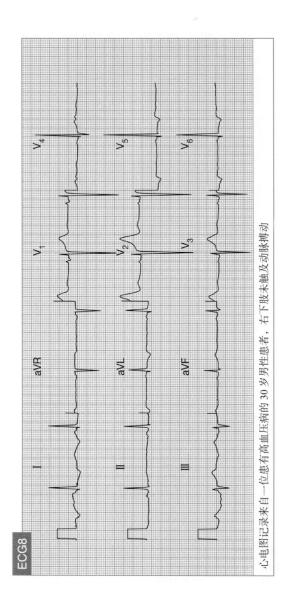

ECG8

心电图记录来自一位患有高血压病的 30 岁男性患者，右下肢末触及动脉搏动

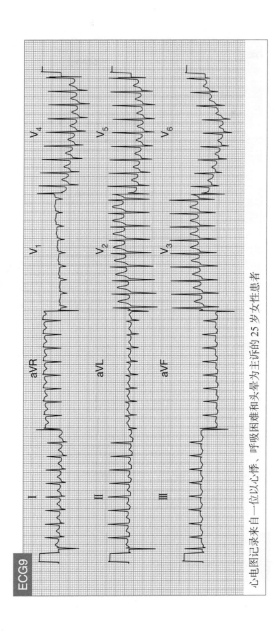

ECG9

心电图记录来自一位以心悸、呼吸困难和头晕为主诉的 25 岁女性患者

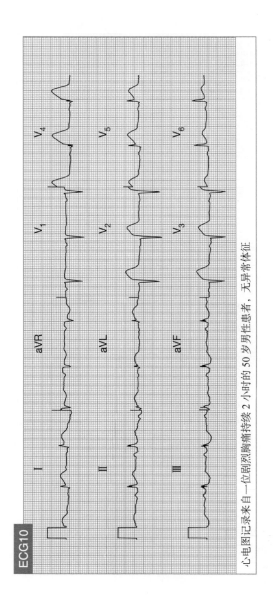

ECG10

心电图记录来自一位刚烈胸痛持续 2 小时的 50 岁男性患者，无异常体征

心电图描述和诊断

ECG1

这份 ECG 显示：

- 窦性心律，II 导联显示窦性心律失常
- 心率变化（在 aVF 和 V₃ 导联最为明显）源于窦性心律失常
- PR 间期正常，为 120 ms
- 心电轴正常
- QRS 波时限为 80 ms，振幅正常
- 所有导联的 ST 段位于等电位线上
- aVR 导联 T 波倒置，但其他导联未见 T 波倒置

ECG 解读：

从各方面而言，这份 ECG 均是正常的。下页的心律长条图清楚地显示了患者是窦性心律：RR 间期随着心搏逐渐延长，P 波形态没有变化，因此整个 ECG 均是窦性节律。

若是未能做出正确诊断，请再次阅读第 3 章。

临床治疗

从患者对疼痛性质的描述来看不像心源性，而且无论如何一位年轻女性不太可能患有冠心病。如果发现自己根据 ECG 所做出的诊断与临床不符，那么就再深入考虑一下。患者的疼痛可能是肌肉源性的，她所需要的仅仅是心理安慰。

ECG2

这份 ECG 显示：

- 窦性心律
- PR 间期正常
- 心电轴正常
- 宽 QRS 波，时限长达 160 ms
- V₁ 导联呈 RSR′ 型

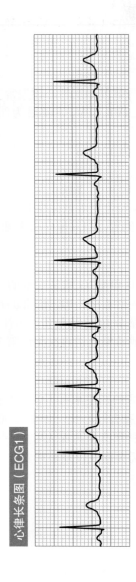

心律长条图（ECG1）

- V_6 导联 S 波增宽且有切迹
- ST 段在等电位线上
- aVR 导联 T 波倒置（正常），$V_1 \sim V_3$ 导联也有 T 波倒置

ECG 解读：

房室间传导正常，因为 PR 间期是正常和固定的。QRS 波时限延长显示有室内传导延迟。V_1 导联上的 RSR′ 波形和 V_6 导联上 S 波宽而深（如下图摘要所示）为右束支传导阻滞的特征。

如有疑问请参阅 43 ～ 44 页。

RSR′波形和 S 波（ECG2）

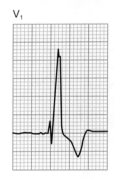
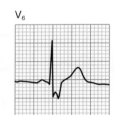

临床治疗

病史提示该年轻女性患有先天性心脏病。第二心音固定分裂是右束支传导阻滞的临床表现，伴肺动脉瓣关闭延迟。右束支传导阻滞为房间隔缺损的特征，超声心动图检查对于明确诊断以及决定何时进行缺损修补术十分必要。

ECG IP 更多先天性心脏病内容见《轻松应用心电图（第6版）》342～351 页

ECG3

这份 ECG 显示：

- 窦性心律
- 下传和不能下传的激动交替出现
- 正常传导的 PR 间期正常
- 心电轴左偏（Ⅱ和Ⅲ导联上可见深 S 波）

- QRS 波增宽（时限达 160 ms）
- V₁ 导联呈 RSR′ 波形
- 注解：心电图上显示的尖峰图形是由于更换导联而不是起搏信号。

ECG 解读：

P 波交替下传和不下传提示二度房室传导阻滞，这也解释了心率缓慢的原因。心电轴左偏提示左前分支阻滞。V₁ 导联呈 RSR′ 波形提示右束支传导阻滞（如下图摘要所示）。

相关讨论见第 2 章。

心电轴左偏，RSR′ 波形和 P 波（ECG3）

I

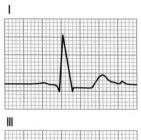

II

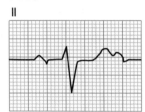

III

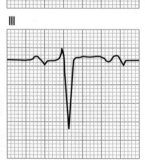

V₁

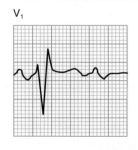

aVL

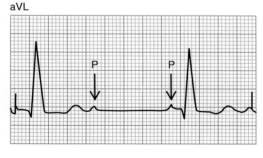

临床治疗

该患者的心脏传导系统显然严重受累，双束支传导均受影响，二度房室传导阻滞可能源于希氏束病变。头晕的发生可能源于心室率的下降，或间歇性发作的完全性房室传导阻滞（Stokes-Adams 综合征）。这点在 24 h 动态 ECG 监测中可以得到进一步证实，但这种状况并不需要立即安装永久性心脏起搏器。

ECG IP 更多起搏器治疗内容见《轻松应用心电图（第 6 版）》202 ～ 223 页

ECG4

这份 ECG 显示：

- 宽 QRS 波心动过速，心率 160 次 / 分
- 未见 P 波
- 心电轴左偏
- QRS 波时限 200 ms
- 胸前导联 QRS 波向下
- Ⅰ、V_1 和 V_2 导联可见伪切迹

心电轴左偏和 QRS 波（ECG4）

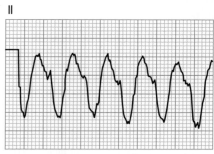

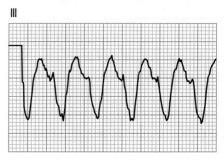

ECG 解读：

QRS 波增宽，所以可能为室性心动过速，亦可能为室上性心动过速伴束支传导阻滞。无 P 波，因此不是窦性心律或房性心律。QRS 波规则，因此不是心房颤动，房室结性心律伴束支传导阻滞倒是有可能。但心电轴左偏和 QRS 波的"一致性"（均向下）提示为室性心动过速（如上页图摘要所示）。

室性心动过速的诊断见 69 ~ 73 页。

更多宽 QRS 波心动过速的鉴别见《轻松应用心电图(第6版)》137~138 页

临床治疗

心肌梗死发生宽 QRS 波心动过速通常是心室起源的，因此不必被 ECG 迷惑。该患者存在肺水肿，所以要立即治疗。在做直流电复律准备的同时，可以给予静脉应用利多卡因和呋塞米，但不要期待药物治疗能获得满意疗效。

ECG5

这份 ECG 显示：

- 窦性心律
- PR 间期正常
- 心电轴正常
- Ⅱ、Ⅲ和 aVF 导联上 QRS 波存在 Q 波
- ST 段位于等电位线
- Ⅱ、Ⅲ和 aVF 导联可见 T 波倒置

ECG 解读：

Ⅲ和 aVF 导联可见 Q 波形成，这些导联亦可见 T 波倒置（如下页图摘要所示），提示下壁心肌梗死。因为 ST 段实际处于等电位线（即在基线水平无抬高），说明本图心肌梗死图形为"陈旧性的"。心肌梗死发病 24 h 后的 ECG 均可能显示上述图形，所以根据 ECG 判断心肌梗死发生时间是不可靠的。

若之前诊断错误，可参阅 86 ~ 88 页。

临床治疗

病史提示心肌梗死发生在 48 h 之前。因患者入院较晚，无法

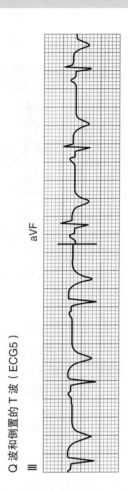

实施即刻溶栓治疗或紧急的血管成形术，并不需要止痛治疗。其治疗目的在于预防再梗死，因此患者需长期服用阿司匹林、β 受体阻滞剂、血管紧张素转化酶抑制剂和他汀降脂药物。还需要做运动负荷试验并决定是否需要行冠状动脉造影检查。

ECG IP
更多心肌梗死内容见《轻松应用心电图（第6版）》230～232页

ECG6

这份 ECG 显示：

- 窦性心律
- PR 间期正常
- 心电轴正常

"M" 波形（ECG6）

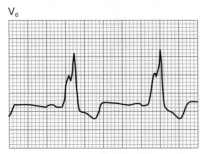

V₆

- 宽 QRS 波，时限为 200 ms
- Ⅰ、aVL、V₅ 和 V₆ 导联上有 "M" 波形
- V₂ ～ V₄ 导联上可见深 S 波
- Ⅰ、aVL、V₅ 和 V₆ 导联可见 T 波双向或倒置

ECG 解读：

节律和 PR 间期正常，但 QRS 波增宽提示存在室内传导延迟。以侧壁导联最为显著的 "M" 波形（如上图摘要 V₆ 导联所示）提示本图为左束支传导阻滞（LBBB）。在 LBBB 时，侧壁导联 T 波通常倒置，但无意义。故存在 LBBB 的 ECG 常掩盖心肌缺血图形，无法明确诊断。

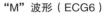

如果你需要核实，参阅 41 ～ 43 及 45 页。

ECG IP
更多头晕患者的心电图见《轻松应用心电图（第6版）》第2章

临床治疗

该患者病史听起来像心绞痛发作，但心绞痛和头晕同时发生时需考虑主动脉（瓣）狭窄，后者即使在冠状动脉正常时也可导致心绞痛发作。LBBB 在主动脉（瓣）狭窄患者中较常见。运动状态下出现头晕的主动脉（瓣）狭窄患者存在猝死的高风险，该患者需要尽早做进一步检查，并尽快行主动脉瓣置换术。

ECG7

这份 ECG 显示：

- 心房颤动
- 正常心电轴
- 正常 QRS 波

- ST 段下斜型压低，在 $V_4 \sim V_6$ 导联最明显
- U 波，在 V_2 导联最明显

ECG 解读：

尽管基线不规则并不明显，但节律的绝对不规整伴窄 QRS 波肯定是由于心房颤动所致。ST 段下斜型压低提示患者正在服用地高辛，这也说明了心室率控制良好的原因（未经治疗的心房颤动其心室率通常较快），U 波提示低钾血症（如下图摘要所示：V_5 导联 ST 段下斜型压低如箭头指示）。

如若诊断错误，可参阅 97 ～ 98 页。

临床治疗

U 波和 ST 段下斜型压低（ECG7）

V_2

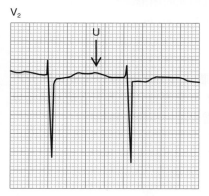

V_5

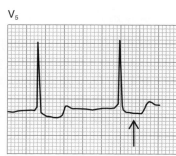

如果这位正在服用地高辛的患者感觉不适，则可能存在地高辛中毒，而低钾血症可能是其主要原因。心力衰竭患者若给予利尿治疗而未使用潴钾利尿剂或补充钾盐，则很可能导致低钾血症。因此必须立即检查血钾并给予相应处理。

记住，我们尚未明确全面诊断：何为心房颤动的原因？大多数心脏疾病都可以与心房颤动相关，但在老年患者，需要注意的一个重要疾病是甲状腺功能亢进症，心房颤动可能是其临床表现。

更多电解质异常内容见《轻松应用心电图（第 6 版）》354 ～ 360 页

ECG8

这份 ECG 显示：

- 窦性心律

- P 波双峰
- 传导间期正常
- 心电轴正常
- V_5 导联高 R 波和 V_2 导联深 S 波
- Ⅰ、aVL、V_5 和 V_6 导联可见小 Q 波（间隔性）
- Ⅰ、aVL、V_5 和 V_6 导联 T 波倒置
- $V_2 \sim V_4$ 导联可见 U 波（正常）

ECG IP
更多 ECG 正常变异见《轻松应用心电图（第6版）》第 1 章

ECG 解读：

ECG IP
更多左心室肥大的诊断见《轻松应用心电图（第6版）》316～327 页

P 波双峰，在 V_3 导联最为明显，提示左心房肥大（如下图摘要所示）。$RV_5 + SV_2 = 58$ mm，达到了左心室肥大的"电压标准"。侧壁导联上 T 波倒置提示存在左心室肥大。Q 波小而窄，因此为间隔起源而非陈旧性心肌梗死的图形。

如你在此需要帮助，请再次参阅 86 页。

临床治疗

该患者存在左心室肥大的临床和 ECG 证据，但此诊断并不全面——高血压的病因是什么？年轻高血压患者下肢动脉搏动异常通常考虑存在主动脉缩窄，需要进一步检查和治疗。

P 波和 R 波（ECG8）

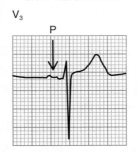

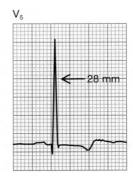

ECG9

这份 ECG 显示：

- 窄 QRS 波（时限 < 120 ms）

- 心动过速，心率 200 次 / 分
- 未见 P 波
- QRS 波正常
- Ⅱ 、Ⅲ 、aVF 导联 ST 段略下移
- 除Ⅲ导联外 T 波均正常

ECG 解读：

QRS 波是窄的，因此为室上性心动过速。节律规整，可除外心房颤动。未见 P 波（F 波），所以不是窦性心律、房性心动过速或心房扑动（如下图摘要所示）。本图应该诊断为房室结折返性心动过速或交界性心动过速（有时被称为"室上性心动过速"，但并不准确）。

如存在理解困难，请参阅 67 页。

临床治疗

这种心律常可通过颈动脉窦按压或 Valsalva 动作终止。如失败，其通常对静脉给予腺苷反应良好。对于任何发生心动过速而使有效循环血量减少的患者，均需直流电复律。预防发作的最好方法取决于发作时的心率和严重程度。可以考虑行电生理检查并对异常传导通路进行消融。

**ECG
IP**
更多电生理和消融知识见《轻松应用心电图（第6版)》170～176 页

窄 QRS 波且无明显 P 波（ECG9）

V₃

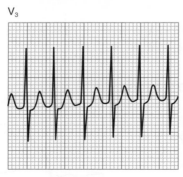

ECG10

这份 ECG 显示：

- 窦性心律
- 传导间期正常
- 心电轴正常
- V_1 和 V_2 导联可见小 r 波
- V_3 导联 r 波很小
- V_4 导联可见小 q 波和很小的 r 波
- Ⅰ、aVL、$V_2 \sim V_5$ 导联 ST 段抬高

ECG 解读：

ECG
IP
更多心肌梗
死内容见《轻
松应用心电
图（第6版）》
232～267页

V_1 和 V_2 导联上见小 r 波可为正常表现，但在 V_3 和 V_4 导联上 R 波应较大。ST 段抬高提示 ST 段抬高型心肌梗死（如下图摘要所示）。V_4 导联小 q 波提示心肌梗死发生不久，并且这个 q 波几个小时后可能逐渐变大。ECG 的改变局限在Ⅰ、aVL、$V_2 \sim V_5$ 导联，因此本图诊断为前侧壁心肌梗死。

您应该做对了吧——这份 ECG 很简单！

临床治疗

这位患者需立即给予缓解疼痛治疗。疼痛向背部放射常提示主动脉夹层的可能，但此症状在急性心肌梗死时非常常见，且患者缺乏支持诊断主动脉夹层的阳性体征——无脉搏、双臂脉搏不对称、主动脉反流杂音或心包摩擦音。如果存在疑问，那么急诊超声心动图检查有助于诊断，患者必须立即给予溶栓治疗或血管成形术治疗。

这个病例——所有类似事件——的寓意在于：ECG 有助于诊断，但绝不能代替对病情的分析。

R 波和 Q 波（ECG10）

ECG
150
更多自测内
容见《轻松
解读心电图
（第4版）》

V_3

V_4

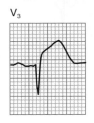
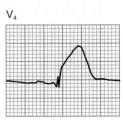

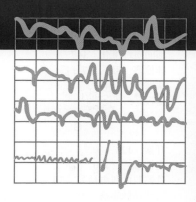

索　引